手術室の安全医学講座

編著 横野 諭
京都第二赤十字病院部長

金芳堂

執筆者一覧

安達　康祐　　（京都第二赤十字病院麻酔科）

大林　聡子　　（東近江総合医療センター小児科）

坂井麻祐子　　（京都第二赤十字病院麻酔科）

清水　優　　　（京都鞍馬口医療センター麻酔科）

中島　昌暢　　（京都第二赤十字病院麻酔科）

早川　由夏　　（京都第二赤十字病院麻酔科）

堀井　靖彦　　（京都第二赤十字病院麻酔科）

望月　則孝　　（京都第二赤十字病院麻酔科）

元木　敦子　　（京都第二赤十字病院麻酔科）

横野　敦子　　（京都第二赤十字病院麻酔科）

横野　諭　　　（京都第二赤十字病院麻酔科）

File No. 0　手術室の安全医学講座

　手術室に入ります．ロッカールームでスクラブに着替えて，マスク，キャップを付けて，中央廊下に入ります．おっとその前に，手のアルコール消毒をするのを忘れていました．手術予定表を眺めると，今日も手術がぎっしり計画されています．手術室の扉を開け，ややひんやりして乾いた空気に満たされている中に入ります．たくさんのME機器に囲まれて，患者は手術台の上で静脈路確保中です．プラスチック手袋をはめた麻酔科医が，アルコールで皮膚を消毒して穿刺をしています．その足元には針の廃棄容器があります．患者は各種モニタリングが装着され，バイタルは安定しています．麻酔が導入され，手術体位が取られ，患者は手術台に固定されます．術者は手術時の手指消毒をして，滅菌ガウンを着用した後，手術部位の消毒をしています．滅菌ドレープで患者を覆ってさあ手術開始．ちょっとその前に，"タイムアウト"．では，"手術を始めます，みなさんよろしくお願いします"．

　手術スタッフにとっては日常的光景ですが，ちょっと待ってください．あなたは，左右，上下，前後，目に入るものすべての行為，設備，資器材について理解して使用したり，行動したりしていますか？「別に知らなくても，日常のお作法を守って，日常の操作をしている限りなんら問題なく毎日手術ができていますよ．」と，多くの人が答えると思います．確かに，たくさんのマニュアルやらお作法により，二重三重のセーフティーネットに守られていて安全性は格段に向上しています．
　しかし，操作し行動するのは"あなた"です．人は誰でも間違います．ちょっとしたミスなら経験上大きな問題にならないと，自分に都合よく納得したりもします．しかしこのような事態が積み重なることが大きな事故につながることは，周知の通りです．スタッフ間で相互にチェックする，何かおかしいと疑問があれば，解決するまで手を止める，相手の言ったことを別の表現で返事する，などのいわゆるノンテクニカル

スキルの重要性も指摘されています．

　本講座では，手術室を全方位的に捉え，系統的にではなく，目につくものから取り上げてみました．手術医療に関して全てを網羅しているわけではありませんし，内容的にはまだまだ不十分です．日常の業務などは無批判的に受け入れて行動しがちですが，本書をきっかけに，ちょっと立ち止まって，この行為は正しいのか，どのような根拠で行っているのかなど，目の前の事案はもちろん，手術室全体を見渡して巨視的にも考えるようになれば，より一層安全な手術室を作ることができると思います．

　どうして着替えるのでしょうか，どうして手指消毒するのでしょうか．手術室の空気はなぜひんやり乾燥しているのでしょうか，多くのME機器がコンセントに接続されていますが，停電になればどうなるのでしょうか，さらに全てのコンセントは塞がり，それでも足りなくてテーブルタップまで駆り出されていますが，容量は大丈夫なのでしょうか….

　今一度，あなたの周囲を見渡して，原点に戻って安全を確認してみませんか．

　本書の作成にあたり，多忙な業務にもかかわらず，執筆依頼に快諾し協力していただいたスタッフ一同の労に感謝します．本書のイラストは一部スタッフによるものもありますが，大半は大林先生によるものです．麻酔科の初期研修で手術室の様子を理解されており，小児科医として多忙な中，本著のため時間を割いていただき感謝の念でいっぱいです．また不可能と思われた短期間での企画から上梓まで可能となったのは，ひとえに深い知識と経験から的確な指示を頂いた金芳堂の村上女史のおかげでした．感謝します．

2015年8月

横野　諭

目次

1. 手術室の運営 …………………… 6
2. コミュニケーションエラー ……… 8
3. 手術室でのコミュニケーション 10
4. 人間の特性 …………………… 12
5. 誰もが，誰にでも，何でも！
   (Speak up) ………………… 14
6. 社会的手抜き ………………… 16
7. "Handovers" ………………… 17
8. その患者さんで間違いないですか？
   ……………………………… 20
9. "タイムアウト" ……………… 22
10. 手指の衛生 …………………… 24
11. 手術室のお作法（その1）
    正しい手指衛生 …………… 25
12. 手術室のお作法（その2）
    手洗い手順（石けんと流水）… 27
13. 手術室のお作法（その3）
    アルコール製剤による手洗い手順
    ……………………………… 29
14. Glitter Bug® ………………… 31
15. 手術室のお作法（その4）
    正しい手術着の着方 ……… 32
16. 眼の防護 ……………………… 34
17. 正しいゴーグル・フェイス
    シールドの装脱着 ………… 36
18. サージカルマスクの性能

手術室では市販のマスクは使えません ……………………… 38
19. N95マスク ………………… 40
20. フィットテスト ……………… 42
21. 手術部位感染（SSI）……… 44
22. SSI防止対策 ………………… 46
23. SSI防止対策と術前準備 …… 48
24. SSI防止対策と手術時手洗い… 50
25. SSI防止対策と手術部位消毒… 52
26. 注射部位の皮膚消毒 ………… 54
27. 手袋は二枚重ね ……………… 56
28. イソジン焼け？ ……………… 58
29. 手術中のチューインガム …… 60
30. 針刺し事故の防止 …………… 61
31. 職業被ばく …………………… 64
32. 消毒方法 ……………………… 66
33. 滅菌とは ……………………… 68
34. 消毒とは ……………………… 70
35. 器具の消毒 …………………… 71
36. 滅菌の証 ……………………… 73
37. 滅菌の最終確認
    これにもタイムアウトが必要？ 75
38. "すぐに炊いて！"フラッシュ滅菌
    ……………………………… 77
39. 手術室の騒音 ………………… 78
40. Music or Silence? …………… 80

| 41 手術の中断 …………………… 82
| 42 説明と同意と録音 ……………… 84
| 43 予防接種したばかりですが… … 86
| 44 PONVと喫煙 ………………… 88
| 45 手術の間に麻酔が切れることは
　　ないのですか？ ………………… 90
| 46 BISモニター …………………… 92
| 47 プロポフォール静注症候群
　　（PRIS）………………………… 94
| 48 外傷患者の緊急手術 …………… 96
| 49 吸引パワー……………………… 98
| 50 出血！？のピンチヒッター ……103
| 51 "トラネキサム酸を頂戴な" ……104
| 52 輪状軟骨圧迫……………………106
| 53 口が開かない？…………………107
| 54 みえる，みえる，みえる………109
| 55 喉頭鏡の消毒……………………111
| 56 アナフィラキシー………………113
| 57 コードブルー！…………………115
| 58 レッドマン症候群………………117
| 59 腸間膜牽引症候群………………118
| 60 アルコールに過敏です…………120
| 61 静脈輸液路は感染源？…………122
| 62 点滴が痛い………………………123
| 63 末梢静脈カテーテルの留置部位と
　　感染……………………………125
| 64 コアリング………………………127
| 65 手術室での医薬品の安全使用の
　　ための業務手順………………129
| 66 "ハイリスク薬"って知っていますか？……………………………132
| 67 カリウム製剤の誤投与…………134
| 68 いまどきの体温計………………137
| 69 体温低下…………………………139
| 70 "怒った猫"と"海老"
　　硬膜外麻酔と体位………………141
| 71 ああ，硬膜穿刺…………………143
| 72 硬膜外カテーテルと静脈ルート，
　　間違えたことありますか？……145
| 73 腹腔鏡手術と筋弛緩……………147
| 74 腹腔鏡手術と肩の痛み…………149
| 75 悪性高熱症………………………151
| 76 悪性高熱症の診断基準…………153
| 77 悪性高熱症素因者の麻酔………155
| 78 緊急帝王切開と全身麻酔………157
| 79 カイザーグレードA……………159
| 80 どのくらい傾けていますか？
　　仰臥位低血圧症候群……………161
| 81 子宮収縮薬は何にしますか？…163
| 82 輸血合併症………………………165
| 83 重症輸血副作用…………………167
| 84 TRALIとTACO…………………170
| 85 止　血……………………………172
| 86 局所止血剤………………………174
| 87 電気メスと熱傷…………………177
| 88 熱い対極板………………………180
| 89 分流熱傷…………………………181
| 90 対極板接触状態監視システム…183
| 91 手術と煙と排煙…………………184
| 92 TURと灌流液 …………………186

| 93 | 周術期の末梢神経障害（その1）……………………………………188
| 94 | 周術期の末梢神経障害（その2）（上肢）……………………………190
| 95 | 周術期の末梢神経障害（その3）（下肢）……………………………193
| 96 | タニケットをめぐる問題（その1）……………………………………195
| 97 | タニケットをめぐる問題（その2）加圧と解除に伴う合併症………196
| 98 | タニケットをめぐる問題（その3）タニケットペイン………………199
| 99 | タニケットをめぐる問題（その4）タニケット使用時の抗菌薬投与……………………………………201
| 100 | 皮膚表面接着剤……………202
| 101 | さあ手術が終わった覚醒だ！DASって何だす？……………204
| 102 | 角膜損傷……………………206
| 103 | 術後鎮痛とオピオイドと呼吸抑制……………………………………208
| 104 | 手術と褥瘡…………………210
| 105 | 異物遺残……………………212
| 106 | 標本には注意………………214
| 107 | ホルマリンの取り扱いに注意…216
| 108 | こっ，腰が…………………218
| 109 | よいしょ！…………………220
| 110 | しっかり鉤を引け！………222
| 111 | 足がだるい…………………223

| 112 | 消毒と筋トレ………………224
| 113 | 手術室のゴミ（その1）………226
| 114 | 手術室のゴミ（その2）………228
| 115 | 手術室のゴミ（その3）………230
| 116 | ランドリーバッグ Laundry Bag ……………232
| 117 | 火災対策……………………234
| 118 | 手術部位火災（その1）………236
| 119 | 手術部位火災（その2）………238
| 120 | 消火器………………………240
| 121 | 火事だ！ 逃げろ！！………243
| 122 | 災害と電源設備……………245
| 123 | 停電でも使える電源回路……247
| 124 | テーブルタップ……………249
| 125 | コンセントがたくさん！過電流警報システム……………251
| 126 | コンセントの取り付け位置……252
| 127 | 医用電気機器の安全性………253
| 128 | 医用電気機器の安全規格………255
| 129 | トラッキング現象……………257
| 130 | 窓のない部屋………………259
| 131 | アラーム音が頭から離れない アラーム疲労………………261
| 132 | あの先生，ちょっとおかしい？？……………………………………263
| 133 | ファントムバイブレーションシンドローム（幻覚振動症候群）……………………………………266

索　引……………………………268

File No. 1 手術室の運営

術室は病院の一部門にすぎません．しかし，手術による診療報酬が入院収益に占める割合は約25.2％です．入院収益には，入院基本料，手術技術料，検査料，薬剤料が含まれますが，手術患者の入院医療費は，入院収益全体の60％を占めます．入院収益は，1患者1日あたりの医療費に1日あたりの患者数を乗じたものですから，手術をするほどに入院収益が上がります．

手術患者の多くが入院します．多くの病院が導入していると思われる包括評価支払い制度（DPC）では，手術をしなくて入院のみでは，診断群分類ごとに1日あたりの診療報酬が決められている"包括部分"のみの医療費ですが，手術・麻酔だけでなく，放射線治療や内視鏡検査，人工透析などの高額な処置に関しては，"出来高部分"の診療報酬が入ります．しかし，手術をしても入院期間が長くなれば，1日あたりの単価は低くなります．つまり，手術患者を短い在院日数で次々行うことで，病院の収益が高くなるわけです．

＊では，手術件数さえ多ければいいのでしょうか？

確かに手術件数が多いほど，診療報酬も大きくなる傾向があるようですが，手術に関する診療報酬の90％が手術時間に依存しているとも言われています．このことから，手術件数より手術時間（稼働時間）が，経営的観点から手術室の運営実績の指標とされます．

手術に際しては，手術機器材・麻酔の準備，麻酔の導入，手術，麻酔からの覚醒，使用機器の回収・洗浄・滅菌，廃棄物の処理，手術環境の清浄化などが必要です．手術件数が増えると，手術時間以外の業務はどのような手術でも必要ですので，"これらの業務をいかに効率的に行い，限られた人的資源，手術室数，時間でどれだけ手術ができるのか"，に手術室運用の手腕が問われるところです．

*しかし,どこもそろそろ限界ではないでしょうか？

　それぞれの病院の地域における役割により,手術件数至上主義が全てに当てはまるわけではありませんが,勤務シフトの見直しや人的資源の増員などにより,極論すれば24時間稼働の手術室にしてもいいのかもしれません.

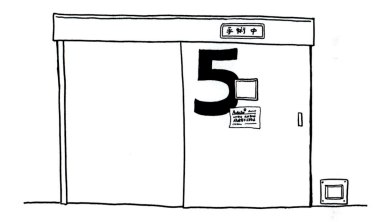

文献　今中雄一,他：医療の質の指標化と改善,南山堂；2011：pp97-114.

File No. 2 コミュニケーションエラー

　コミュニケーションは，人と人との間で行われる知覚・感情・思考の伝達と定義されていますが，情報の伝達・連絡・通信だけではなく，人と人との間で，意思の疎通が行われたり，心や気持ちが通い合い，互いに理解し合うことができて初めてコミュニケーションが成立します．

　医療事故の約70％にコミュニケーションエラーが関係しているそうです．医療の現場では，コミュニケーションが円滑になされていないのでしょうか？　もし，効果的なコミュニケーションができたなら，医療の安全に大きく寄与するはずです．

　コミュニケーションエラーには，正しく情報が伝達されない"誤伝達"と情報伝達自体がなされていない"省略"があります．

　"誤伝達"には，誤った情報伝達，曖昧な情報伝達や伝達情報の誤った解釈などがあります．

　"省略"には，情報伝達の省略，確認の省略，伝達しづらさなどがあります．

＊コミュニケーションエラーの原因には複数の要素があります．

　人間の情報処理方法の方法と医療現場の特殊性について説明しましょう．

A．人が情報処理を行う時，論理性よりも効率性を優先させています．

　つまり，経験的な勘を基にした判断を行い，知識による枠組みによって情報を処理し，先に結論を決め，その結論に合うように処理することで，情報処理の効率化を行っており，それが思い込みや誤解釈につながります．

B．医療現場の特殊性は，患者さん（人間）を対象にしていることです．

　人には個人差があり，常に変化するため，情報が多様かつ同時に得られる情報は限られています（情報不足）．

C．多くの薬品や医療器具を使用し，高い専門性が求められます．
　しかし，あらゆる知識を得ることは現実的に難しく，知識不足となります．
D．その上，労働環境が悪いため，疲労度が高く認知機能も低下します．

＊このような背景の中，どうすればコミュニケーションエラーを回避することができるのでしょうか．
　まず重要なことは，重要事項は省略せず完全に，誤解を生じないよう理解しやすく，簡潔で，タイムリーに伝達し，相互に伝達情報を確認することです．
　もう一つ重要なことは，起こってしまった間違いを解決することです．先に述べた情報不足・情報の多様性から，疑問には思っても間違っていないという思い込みを生み，相手と地位の違いや知識の違いから，相手の言うことや行動に間違いがないと，さらに思い込みが促進されることになります．
　また，ミスに対するタブー視によって"間違いを指摘して相手を傷つけやしないか"とか，"うまく指摘できないのでは"という不安が生じて確認や指摘できない要因となり，コミュニケーションを躊躇させる環境になってしまうわけです．

　コミュニケーションエラーを発生させにくい環境・関係を作るもの大切ですが，起こったトラブルを回復させるコミュニケーションを増やすことも重要です．

File No. 3 手術室でのコミュニケーション

コミュニケーションエラーは，医療事故の70%に関係しています．毎日手術室では，患者さんのこと，手術内容のこと，薬剤のこと，手術機材のこと，手術予定のこと，飲み会のことなどなどについて，確認や伝達，質問などといった形でさまざまなコミュニケーションが，複雑な人間関係の下で行われています．あまりにも日常的なので，自分のコミュニケーションスキルについては疑問に思うことはないでしょう．しかし，ほんとうにそれでいいのでしょうか．

コミュニケーションエラーは，医療事故の主な原因だと言いましたが，逆に手術室のスタッフ全員が，あらゆるシーンで効果的なコミュニケーションに精通していれば，これほど患者さんの安全に寄与するものはありません．

*では，有効なコミュニケーションにはどのような条件が必要でしょうか．それは，完全で，理解しやすく，簡潔で，タイムリーであることです．

あなたが一方的に情報を伝達しても，相手が十分その内容を理解して了解していないとそれは効果的なコミュニケーションではありません．伝達される情報を元にして担当者が状況を判断し，次の行動が決定されるので，重要事項は省略しないで，全ての情報を完全に伝えなければなりません．

*伝える情報は，相手に誤解を与えないよう，十分理解されるような表現で伝えましょう．

その職場内だけにしか通じない略語や言い回しは大変危険です．くどいとかまどろっこしいと思われるかもしれませんが，誤解を生じないためです．また，相手がその情報を受け取ったという返答を確認しなければなりません．一方的な伝達であって，相手に届いていなかったかもし

れないからです．受け取り手も相手の伝えたい内容を理解したことを示すために，別の言い方で確認したことを伝えることが必要です（伝達の再確認）．

＊緊急事態では，緊急を要する状況，"いま何が起こっているのか"を伝えることが最重要です．

　　　　「出血でショックバイタルです」　（S：状況）
➡「肝臓切除の手術患者です」　　　（B：背景）
➡「危機的出血ではないでしょうか」（A：考察）
➡「コード・ブルーをお願いします」（R：提案）

　この流れでは，まず何が起きているのかという"状況"を説明し，大量出血する手術であるという"背景"を述べ，自分としては，危機的出血なのでまずマンパワーの招集をと"考察"し，招集する手立てを"提案"しています．

　これらの一連の表現方法は，状況（Situation），背景（Background），考察（Assessment），提案（Recommendation）の頭文字をとって，"SBAR"と呼ばれ，簡潔・明瞭で，確実な情報伝達のために重要な表現です．

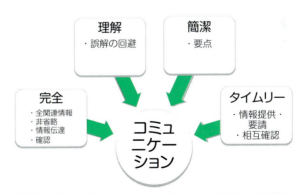

〔海渡　健：有効なコミュニケーションとそのための戦略，東京慈恵会医科大学附属病院医療安全管理部編，チームステップス日本版医療安全，メジカルビュー社；2012：p104〕

File No. 4　人間の特性

　「見えないゴリラ」と題する動画[1)]を見たことがありますか？　それぞれ3人の白シャツ組と黒シャツ組がバスケットボールのパスをする動画ですが，あなたは「白シャツ組が何回パスをするか口に出さずにカウントして下さい」と指示されます．2チームが動きながらパスしており，動くボールに集中して数えます．パス終了時にパスの回数は？と尋ねられ，ほぼ間違いなくパスの回数が答えられます．問題はこれからです．実は，このビデオにはゴリラが9秒間現れます．右から現れ，カメラに顔を向けて胸を叩いたりして反対側に去っていきます．

　ハーバード大学での実験では，ゴリラに気がついた人と気づかなかった人が半分半分だったそうです．バスケットをやっているシーンにまさか「ゴリラ」が登場するとは予期していなかったことが，見落としの原因だと考えられています．つまり，一つの作業に注意を集中させていると，予期せぬことに気が付かない，見えていても認識されにくいということです．

　"人は誰でも間違える"，"人は思い込み・状況に左右される"，"人は聞きたいことだけ聞こえ，聞いていることしか聞こえない"，"人は見たいものだけ見え，見ているものしか見えない"，"人は記憶には限界があり，注意は維持できない"，"人は正しい・安全であると思いたいため物語を作る"，"人は一度正常と判断すると再確認しない"，など人間には避けがたい特性があります[2)]．

＊手術中には特に術野に全員の注意が集中しています．
　集中力が高いほど周りがみえなくなります．電気メスのスイッチが術者のお腹の圧迫で押されて作動していても誰も気がつかないとか，手術操作とは別の場所から出血しているのが見落とされているとか…．

＊状況観察は大切ですが，個人の認識能力には限界があります．
　だからこそチームを信頼し，周囲の意見を聞く耳を持ち，逆に躊躇なく異常を指摘できる相互支援の意識や体制が重要です．

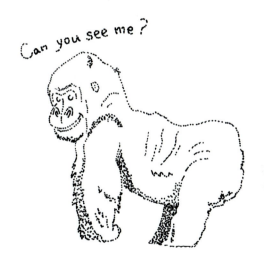

文献
1) The invisible gorilla: www.theinvisiblegorilla.com/gorilla_experiment.html
2) 落合和徳, 海渡健：避けられない人間の基本特性. チームステップス日本版医療安全, メジカルビュー社；2012：p91.

File No. 5

誰もが，誰にでも，何でも！
(Speak up)

　"誰に向かって言っているんだ"，"言うとおりにしておけばいいんだ"
　このような発言を，一度は耳にしたことがありませんか．"病院のきまりを言っただけなのに"，"相手の気がつかないことを指摘しただけなのに"，このような言い方をされると，誰だって次から口をつぐんでしまいます．

人は誰でも間違える

　前章でも述べましたが，私たち人間には避けがたい特性があり，これがヒューマンエラーとなるわけです．
　手術室でも，術者はもちろん，全てのスタッフに例外はありません．誰にでも"間違い"があるのです．"間違った"行為は，患者さんの安全に重大な結果をもたらします．そうならないために，多くの決まりごとやマニュアルがあるわけですが，それらは完璧に，あらゆることを網羅しているわけではありません．有名なスイスチーズモデルで示されるようなシステムエラーが起こり得るので，これを補完するのがチームワークなのですが，これにも残念ながら冒頭に述べた状況があるのです．
　積極的発言の欠如，受け身の体質，堪え忍ぶことが美徳（？）であるといった日本人の民族性を背景にして，年功序列・職種序列の職場環境や，医師主導の医療，医療安全意識の希薄な医療の現状などが原因として挙げられます．しかしこのような状況を放置しておくことは，患者さんだけではなくスタッフの安全も危うくされることになります．

＊わたしたちは，"何か変だな"とか，"何かおかしい"と気づくことができます．一方，気づきながら，伝えることができなかったということがしばしばあります．

　過度の権威勾配や職業的礼儀に支配されている環境では，頭ごなしに意見が否定されたり，そもそも言える雰囲気もありません．さらに，自

分のコミュニケーション能力不足が原因で，相手に理解されなかったり，気づいたことを共有できなかったりもします．

　私たちの病院でかつてコミュニケーションエラーについて，全職員対象に調査したことがあります．"頭ごなしに否定された"，"無視された"などの"権威勾配"を医師の78％，看護師の85％が経験していて，"口出ししてはいけない"と，83.3％の医師，90％の看護師が思っていました．

　疑問に思ったり，感じたことを放置しないで，それらが解決するまで，相談したり，提案することが大切です．一見簡単なことですが，現実には様々な障壁が待ち構えています．患者安全を第一に自分の気づきを積極的に提案できる環境を，組織として支援する必要があります．

＊コミュニケーションの基本は，相手の権威や立場を尊重しつつ，異常や心配事とそれに対する提案を明確に示し，主張すべきことは主張することです．

　相手の意見を受け入れるだけとか，相手の意見を受け付けずに自分の意見を述べるだけなどの一方的コミュニケーションとならないように，伝えたいことを誠実に単刀直入に表現しましょう．自分も相手も尊重して相手と対等に向き合って，率直な自分の主張を積極的に発信するようにします．

＊指摘を受けたら，行っている作業をとにかく中止して問題の解決を図ります．

　提案したスタッフに対してはあくまで業務上のこととして，個人的な攻撃は行われないことを保証することも必要でしょう．

　手術は，術者一人では行えません．チームワークがあって初めて成功します．患者の安全が第一，安全はすべてに優先します．円滑なコミュニケーションがあって，初めてエラーが回避できるのです．

File No. 6 社会的手抜き

リンゲルマン（Maximilien Ringelmann, 1861–1931, フランスの農業工学教授）は，綱引きを一対一で行った時にはそれぞれ100%の力で引くが，参加人数の増加とともに力の出し方が減り，8人で引く場合には半分程度しか力を出していないことを見出しました（リンゲルマンの綱引き実験）．また，一定時間にできるだけ大きな声で叫ぶ実験でも，人数が増えるにつれ，個人の叫び声が小さくなり，これも8名集まると半分以下となりました〔ラタネ（Bibb Latané, 1937–, アメリカの社会心理学者）の大声実験〕．

集団で協同作業を行うとき，1人当たりが投与する作業への遂行量が，人数が多くなるほど低下する現象が"社会的手抜き"です．

* どうしてこのようなことが起きるのでしょうか？

ラタネは，他者の存在が，個人の遂行行動に与える影響を定式化し，個人が受ける社会的インパクト（Imp）は，人が受ける社会的影響（S），空間的・時間的な距離の近さ（I），他者の人数（N）の相乗関数で表しました．

$$Imp = f(S \cdot I \cdot N)$$

* この説によると，"重要性"，"関連性"，"人数"がキーワードとなります．

重要でないからやらない，自分に関係ないからやらない，他に多くの人がいるからやらない．どこかで思い当たる光景ですか？

社会心理学的な一般論ですが，手術室ではこのような非主体的なスタッフはお断りです．しかし，これを逆手にとれば，個人にとって挑戦的で興味深い課題を与える，個人が集団内で貢献をなし得ると感じる，皆が一生懸命やっていると信じられる職場は，逆に"社会的手抜き"には縁がない職場です．

File No. 7 "Handovers"

患者情報の引き継ぎは，病院内では日常的に行われています．大きな病院になればなるほど，患者の引き継ぎをする機会は増えていきます．引き継ぎの際には，しっかりとスタッフ同士で情報交換をしておかなければ，処置の遅れや患者の不利益につながる恐れがあることがすでに知られています．そのため，病棟では勤務交代ごとに患者情報の引き継ぎをしている様子を目にします．手術室でも，食事交代，勤務時間交代，休憩交代などその機会は様々あり，その都度引き継ぎが行われています．

＊ところで，実際どのような頻度で交代が行われ，交代は患者さんの予後に影響をもたらすものなのでしょうか？

　アメリカのある病院で約 13.5 万人の非心臓手術の患者さんを対象とした，麻酔科医の交代の実情が報告されています（図）．それによると，

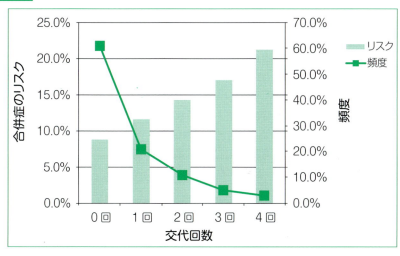

図　交代の頻度と合併症の発生リスク[1]

全く交代しなかったのは61％で，4回以上交代したのは3％でした．交代が予後に影響するかどうかも調べてあり，院内死亡率・術後合併症発症率は，手術中に一度も麻酔担当者が交代しなかった（引き継ぎがなかった）場合に比べて，4回以上交代した場合はなんと約2.5倍にもなり，1回の引き継ぎごとに重大な合併症の発症リスクが8％増加するということが分かりました．

　さらに詳しく調べてみると，術後合併症の中でも特に，心血管イベント，消化管イベント（縫合不全など），術後感染，術後出血が増加したことも判明しました．またこれは当然とも言えますが，ASA-PSが3もしくは4の患者（重症患者）では，交代回数と院内死亡率・合併症発症率が有意に関連することも分かりました．

＊では重症患者の手術の麻酔を担当する場合には，お腹が減っても昼食を我慢して，一人で最後まで頑張りなさいということなのでしょうか．

　長時間手術や複雑な手術が増えていますが，リフレッシュ無しの長時間作業では集中力の維持にも影響します．過重労働を避けるため研修医などには労働時間に制約がありますし，なにより麻酔科医のマンパワーの問題もあります．このような現状では，交代はやむを得ません．

　麻酔科医は，麻酔をする前には術前診察し，患者情報をしっかりイン

表　I PASS BATON

I：Introduction：自己紹介（氏名と役割）
P：Patient：患者氏名，年齢，性別，所属
A：Assessment：主訴，バイタルサイン，問題徴候，診断
S：Situation：現在の状況，変化，治療後の反応
S：Safety：危険な検査結果の有無，危険信号
B：Background：患者背景，既往歴，服薬状況，家族歴
A：Actions：実施内容，必要事項
T：Timing：緊急度合
O：Ownership：責任者，家族の連絡先
N：Next：予想される変化は

プットして手術に臨みます．そのインプットされた情報と，麻酔開始から交代まで実施した内容と患者さんの反応などを引き継ぐことで，シームレスな麻酔管理ができると思われます．申し送りを確実にするために，チェックリストや患者サマリーなどのテンプレートが有用であるといった報告もあります．

　"I PASS BATON"で確実な申し送りをしましょう．

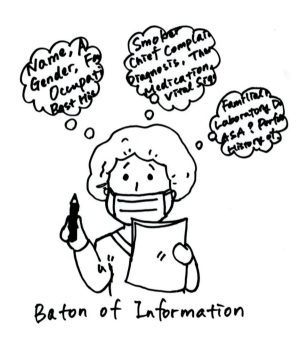

文献

1) Saager L ら：Anesthesiology．2014；121：695-706．
2) チームステップ日本版医療安全，メジカルビュー社；2012．

File No. 8

その患者さんで間違いないですか？

患者確認は，医療行為の最も基本的な行為です．医療行為を，本来行うべき患者とは別の患者に実施することは，いかに優れた医療でも意味がないばかりか大きな傷害をもたらす可能性があります．検査での取り違えは誤った治療につながり，与薬の取り違えでは禁忌薬を投与してしまうおそれがあり，誤配膳ではアレルギーや嚥下障害患者の命にかかわることになります．また，"違う患者に検査結果を説明してしまった"とか，"事務の窓口で別人に診察券を渡してしまった"などは，個人情報を漏らしてしまうことになり，病院はもとより医療の信頼を大きく損ないます．

＊患者さんの取り違えは，このように病院内の至る所で発生する可能性があります．手術室でも例外ではありません．

　手術を受ける患者さんは，病棟や外来のスタッフが手術室まで案内してきます．手術スタッフは病院のスタッフが案内してきたことで，"予定患者に違いない"との先入観を持って患者さんを迎え入れます．患者さんの確認で，"佐藤さんですね"と患者の山田さんに尋ねても，患者さんは手術直前という緊張感で，尋ねられたことは耳を素通りしてしまい自分のことと思い込んで返答をしてしまいます．前投薬として鎮静薬が投与されている場合には，さらに反応が低下しています．

＊どうして患者誤認が起こるのでしょうか？

　発生要因として，①"何によって"確認するかが決められていない，②患者の"何を"確認するかが決められていない，③呼びかけだけで確認したつもりになっている，④リストバンドが"本来の使い方"をされていないなどが挙げられます．

　毎日多くの患者さんが手術を受けます．術前訪問はしますが，個人の記憶に頼ることは危険です．

①手術室に患者さんを迎え入れたら,スタッフはまず自己紹介してから,患者さん本人にフルネームを言って頂きましょう.
②同姓同名の患者さんも意外に多くおられますので,氏名だけではなく,生年月日や年齢など2つ以上の識別子で確認しましょう.
③その際,こちらから先に,氏名などを呼びかけて,患者さんの返事のみで確認してはいけません.患者さんに言って頂いて,こちらの情報と照合して初めて確認されたことになります.
④次に,手術部位や予定された手術内容などの質問をして,答えて頂きます.
⑤さらに,リストバンドを確認します.PDA(携帯情報端末)で患者情報を読み取ることで,患者確認をします.
⑥リストバンドだけで安心してはいけません.その患者さんのリストバンドは別の患者さんのものである可能性もあります.

　他のスタッフを信じないわけではありませんが,至る所に落とし穴があります.決められた手順を省略することなく,確実に確認することが,安全の基本です.患者さんの協力も得て,確実に患者確認をしましょう.

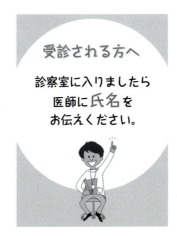

File No. 9 "タイムアウト"

　タイムアウトは，バスケットボールなどスポーツで競技を一時停止し，その間に作戦協議や水分補給，選手交代などを行うことですが，手術室でも行われています．

　2004年，JCAHO（the Joint Commission for Accreditation of Health Organizations: 米国病院認定合同委員会），現在のJC（Joint Committee: 合同委員会）が，手術や侵襲的処置を行う場合に"間違った場所で，間違った手技を，間違った患者"に実施しないための共通手順を示しました．内容は，手術開始前に，患者背景や手術までのプロセスの確認，手術部位のマーキング，"タイムアウト"を実施することでした．

＊私たちの施設では早速この提案を受け入れ，医療安全委員会から誤認手術防止のための"タイムアウト"実施を手術室で行うよう指示されました．

　目的は，患者に関するあらゆる情報の共有です．他院で行われた患者取り違え手術の余韻が残っている頃でしたが，外科系医師は全く無関心でした．主治医などは外来や病棟で患者との面識があり，患者情報に精通しているかもしれませんが，麻酔科医や手術看護師にはそのような時間的な余裕はなく，最小必要限度の情報で対応するしかありません．そのような背景もあって，麻酔科医や看護師が率先して"タイムアウト"の実施を促した結果，全症例で実施されることとなりました．

　内容は，患者氏名，病名，術式，自己紹介（術者，麻酔科医，看護師，その他在室者全員），予防的抗生物質の投与，各種同意書，既往歴・併存疾患などのリスク，予想手術時間，予想出血量，電気手術装置などの設定確認，その他問題点などを全員で確認したのち，手術が開始されます．

＊最近やや気になることがあります．それは，何らかの作業を行いながら"タイムアウト"に参加しているスタッフが見かけられることです．どちらに対しても集中力が分散して結果的にミスにつながります．

　"タイムアウト"は，室内全てのスタッフが手を止めて注意を集中して行わなければその目的が達成できませんので，他の作業を行っているスタッフがあれば注意してあげましょう．

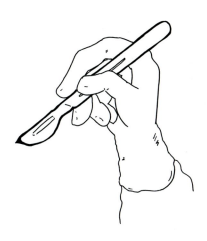

File No. 10　手指の衛生

院　内感染の多くは医療従事者の手を介して伝播されます．センメルヴェイス（Semmelweis）が手洗いにより感染による死亡率減少を報告したのは150年前ですが，現在でも，"手洗い"は感染対策の基本です．しかし現実にはもっとも単純かつ効果的であると認識されているにもかかわらず，あらゆる職種における低い遵守率は世界的に問題となっています．

　手洗い場の増設や教育などにより遵守率は改善されますが，時間とともに低下していきます．手洗いという行為そのものが過小評価されていたり，医療従事者自身が手洗いの重要性をよく認識していても，自分は手洗いを実行していると過大評価していることが主な原因とも言われています．

＊ところで，十分な清潔度を得るためにはどのくらい時間をかけたら良いかご存知ですか？

　適切な手洗いには，15～30秒間が必要とされていますが，実際には7～10秒程度の手洗いしか行われていませんし，正しく行われていないことが多いようです．また，手洗いを行うタイミングも大切です．手指衛生を行う時点として5つの場面での手洗いをWHOが推奨しています．①患者に接触する前，②無菌操作の前，③体液暴露の危険性の後，④患者との接触後，⑤患者周辺の物品や環境との接触後の5つの時点です．手術室でも例外ではありません．手術室では，さらに入室時や退室時にも行いましょう．

文献　WHO Guidelines on Hand Hygiene in Health Care. 2009, p123

File No. 11
手術室のお作法（その1）正しい手指衛生

　医療関連病原体は，直接または間接接触，飛沫，空気，一般媒介物を介して伝搬されます．病原体は患者さんの皮膚や衣類，病室のベッドやその周囲の環境に棲息しています．これらには，グラム陰性桿菌，黄色ブドウ球菌，腸球菌やクロストリジウム・デフィシルなどの菌が多く見られます．

　私たちがそれらと接触すると，私たちの手指に病原体が移り，様々な時間（2〜60分）生存しています．私たちが手指衛生が不適切な状態で，別の患者さんやその周辺の物に触れることで病原体が伝搬されたり，また作業時間が長引くほどに手の汚染の程度はより強くなり，さらに病原体を伝搬することになります．

＊手術室でも例外ではありません．
　清潔術野との直接接触はないと思いますが，汚染された手で手術室内の装備や資器材などに触れることにより，間接的にSSIに関与することになるからです．まずは正しい手指衛生をしてから手術室に入りましょう．手指衛生には，石けんと流水による方法と，アルコールの擦り込みによる方法がありますが，どのように使い分けると良いのでしょうか．

A．**石けんと流水による方法**
  - 目に見える汚れがある場合や，血液あるいはその他の体液で汚れている時，トイレから出る時．
  - クロストリジウム・デフィシルのアウトブレイクを含め，芽胞形成病原体への暴露が強く疑われるか証明された時．

B．**アルコールの擦り込みによる方法**
　目に見えた汚れがない場合で以下の行為のときですが，アルコール製剤が使えない場合には，Aでもかまいません．

- 患者に接触する前後.
- 手袋の着用の有無に関わらず,侵襲的器材を扱う前.
- 体液,浸出液,粘膜,病的皮膚,創部ドレッシングとの接触後.
- 同一の患者であっても,汚染部位から別の部位に操作が移る場合.
- 患者周囲の医療設備,什器類,室内環境表面などとの接触後.
- 滅菌手袋や未滅菌手袋を脱いだ後.

C. どちらでも可
- 薬剤または食べ物の準備の前.

D. その他
- 石けんと擦式アルコール製剤の併用はしません.

File No. 12

手術室のお作法（その2） 手洗い手順（石けんと流水）

0 まず流水で手指を濡らします．

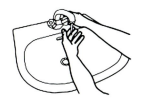

1 両手を十分におおう程度の量の石けん液を手のひらに取ります．

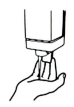

2 左右の手のひらをすり合わせ，よく泡立てます．

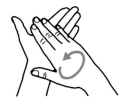

3 手の甲を反対の手のひらでもみ洗い，反対側も同じように洗います．

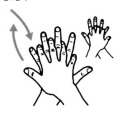

4 指を組んで，両手の指の間をもみ洗いします．

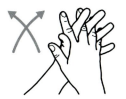

5 左右の手を軽く握って組み合わせ，指の背側を手のひらでもみ洗います．

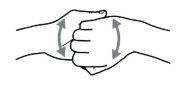

6 親指を反対の手で包みこむようにもみ洗いし，反対側も同様にします．

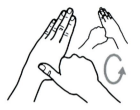

7 指先を揃えて反対の手のひらで回しながら擦り，反対側も同じように洗います．

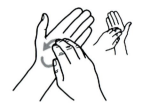

8 流水で手をすすぎます．

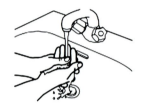

9 ペーパータオルで拭いて，手を完全に乾かします．

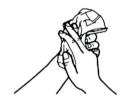

10 ペーパータオルを使って，水道の栓を閉じます．

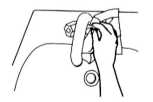

11 これでパーフェクト！

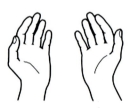

〔WHO Guidelines on Hand Hygien in Health Care. 2009, p156〕

File No. 13
手術室のお作法（その3） アルコール製剤による手洗い手順

1a 手のひらをカップ状に丸めた中に，両手が被るくらいの量のアルコール液を取ります．

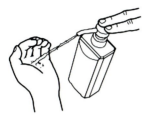

1b 左右の手のひらをすり合わせて擦ります．

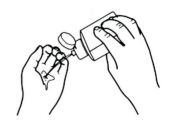

2 手の甲を反対の手のひらで擦り，反対側も同じようにします．

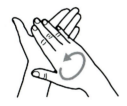

3 手の甲を反対の手のひらで擦り，反対側も同じようにします．

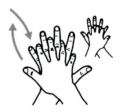

4 指を組んで，両手の指の間を擦ります．

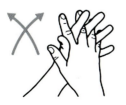

5 左右の手を軽く握って組み合わせ，指の背側を手のひらで擦ります．

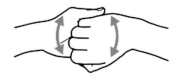

6 親指を反対の手で包みこんで擦り，反対側も同様にします．

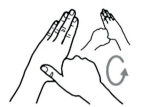

7 指指先を揃えて反対の手のひらで回しながら擦り，反対側も同じようにします．

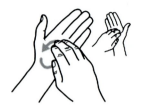

8 一度乾くと，パーフェクト！

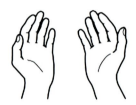

〔WHO Guidelines on Hand Hygien in Health Care. 2009, p155〕

File No. 14

Glitter Bug®

　世界中で毎年何億人もの患者さんが，医療関連感染に罹患しています．入院患者の5～15％，ICU患者の9～37％に医療関連感染が関係しているそうです．

　医療関連病原体の伝播は，接触（直接・間接），飛沫，空気などを介して起こります．患者やその周辺に病原体が存在し，医療従事者の手指に付着し，その病原体は少なくとも数分は生存します．医療従事者の不完全で不適切な手洗いで，別の患者やその周辺に触れて，病原体が伝播されるわけです．

＊**正しい手洗いをしていますか？　30秒以上かけて洗っていますか？　洗い残しはありませんか？**

　毎日手洗いをしていると，自分の手洗い方法が正しいと思い込んでしまいます．洗い残しがあればその手洗いの効果はありません．正しく手が洗えているかを客観的に評価する必要があります．客観的に評価できる装置，それが"グリッターバグ®"です．使い方はいたって簡単です．蛍光物質の入った専用のローションを手の隅々に充分に擦り込みます．それからいつものように手洗いをして，乾かしてからグリッターバグに手をかざします．紫外線ランプからの光で，洗い残した部分が光ります．別の使い方として，専用パウダーを紙の上に塗布して，その紙を手渡ししていきます．触った人全員グリッターバグに手をかざすとすべての手が光り，接触による伝播が実感できます．

　"清潔なケアは安全なケア"（WHO）であることをお忘れなく！

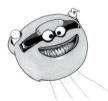

File No. 15
手術室のお作法（その4）
正しい手術着の着方

み なさんは毎日どのような手術着で仕事をされていますか？　手術室内は年中22〜23℃で，多くのスタッフは半袖のスクラブに着替えて仕事をしています．季節によって外気温が変化するので，22〜23℃でも寒く感じたり，暑かったりします（緊張によるのも一部あるかもしれませんが）．

*手術室で，手洗いをしない人は，半袖のスクラブの上から長袖の上着を着用するべきとされています．

　理由は，半袖のスクラブだけでは，袖口やむき出しの腕から，体毛や皮膚の落屑が患者さんの体の上に落下し，感染を引き起こす可能性があるからです．皮膚の露出を長袖の上着で覆うことで，感染防止につながります．

　帽子も同様で，完全に髪の毛を覆い隠せるシャワーキャップ型のものを着用しましょう．そうでない帽子は髪の毛が出るため，術野の上に髪の毛が落ちてくる可能性がシャワーキャップ型に比べて高くなり，適切ではありません．

*寒いので，半袖のスクラブの下に防寒用の長袖のアンダーシャツを着用するのはどうでしょうか？

　確かに，手術室は，暑がる術者のために寒いことが多いのですが，自宅での洗濯は業者による洗濯に比べると，明らかに微生物の除去に劣っています．洗濯業者は，血液や体液などの汚れを取り除くために，厳密な監視のもとに高温水で規定の濃度の洗剤を用いて洗濯しています．というわけで，半袖のスクラブの下の長袖の着用は適切ではありません．もし着用する場合には，それを覆うように長袖の上着を着る必要があります．

＊アメリカの医療ドラマで，スクラブを着たまま帰宅して自宅でくつろいでいるシーンをみかけますね．

　「Scrubs」というタイトルの研修医ドラマもありました．これを真似してはいけません．手術着に着替える目的は，外から患者に感染の原因となる微生物を持ちこむのを防ぐのと同時に，手術室内の感染性物質を外の世界に持ち出すことを予防するためです．手術着は手術室に入るときに清潔なものを身に着け，退室する際には脱がなければなりません．

File No. 16 眼の防護

標 準予防策や職業感染予防策では，血液・体液曝露の可能性の高い処置や患者ケアにおいては眼の防護具を装着することが求められています．

　エピネット日本版への報告を見てみますと，曝露部位では，「眼」が全体の2/3（62.2％）ですが，ゴーグルなどの眼の防護具の使用は2.4％にすぎませんでした（図1, 2）．発生場所は，病室33.5％，手術部20.0％，特殊検査処置室7.5％，集中治療部7.4％，救急部門5.9％となっていて，手術室のみならず病棟における患者の処置・ケアにも血液・体液曝露のリスクが潜んでいることがわかります．眼の曝露の報告が多いケアは，輸液ルート処置時，気道処置時，体液取り扱い時です．それらの処置時には眼の防護具を装着する必要があることを理解し，必要な場面での眼の防護具着用が，職業感染予防のためには大切です．

＊眼の防護が必要な場面にはどのようなものがありますか？

　手術や創部洗浄，気管挿管，吸引，気管内視鏡，口腔ケアなどで広範囲に飛沫粒子が飛散する可能性がある場合と，血管穿刺，検体容器の操作，輸液路関連の操作，排液処理，呼吸回路やカテーテル操作などで，器具操作時に内容物に暴露する可能性がある場合です．

　特に，観血的な手術では，微量な血液も含め顔面が曝露されていることを認識して，適切な着用をすることが必要です．

＊眼の防護具にはどのようなものがありますか？

　湿性生体物質の飛沫が飛散する場合，その曝露から結膜を防護するために，ゴーグルとフェイスシールドがあります．ゴーグルは眼部の防護には有効ですが，それ以外の部位への防護能はありません．フェイスシールドは，眼以外に鼻腔・口腔粘膜を同時に防護し，側頭面への暴露も減少させます．

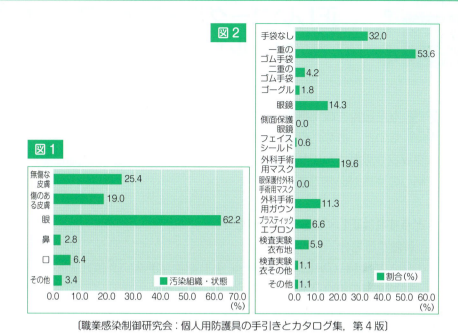

〔職業感染制御研究会:個人用防護具の手引きとカタログ集,第4版〕

　個人用メガネやコンタクトレンズは防護具とはなりません.特に個人用メガネは顔面に密着していないので,顔面との隙間から血液・体液に曝露される可能性があります.

＊どれを選べばいいのでしょうか？

　眼の血液曝露の報告例の25％で,眼の防護具を装着しているにもかかわらず,曝露しています.防護用メガネが滑り落ちたり,眼の上部が密着しておらず額などの付着血液が流れ落ちたためです.選択肢は少ないのですが,防護具の特徴を理解して,自身の顔面の形にフィットすること,予想される曝露の状況,同時に併用する個人用防護具などを勘案して選びます.グラス部分やシールドが曇ることもあり,呼気の排気にも留意しましょう.

　適切な着脱により,感染の伝播が阻止できます.手術室では,術後に様々な処置や片付けがあるため,危険性がなくなる業務終了まで眼の防護具やマスクを装着しておきましょう.

File No. 17 正しいゴーグル・フェイスシールドの装脱着

あなた自身を職業感染から守る個人防護具もその取り扱いが正しくないと，あなた自身が感染の危機に晒されるだけでなく，さらに，スタッフや患者さんにも影響が及ぶことになりますので，装脱着に際して細心の注意が必要です．

＊どうすれば正しく着脱できますか？

A．装着する場合

①個人防護具（PPE）を装着前に手指衛生（手洗いや擦式アルコール消毒剤の擦り込み）をする．

②眼部（ゴーグル類）や顔面（フェイスシールド）を覆い，フィットするように調整する．

③フレームやバンドの部分でゆるみのないように調整して，固定する．
　血液曝露が予想される場合，事前にスタッフ同士で装着の有無や装着状態の点検・指導を行うことで，正しい装着ができているかどうか確認できます．

B．外す場合

一般に防護具を脱ぐ順序は，手袋→ゴーグル・フェイスシールド→ガウン→マスクです．

①ゴーグルの耳の部分，フェイスシールドのヘッドバンドをつかむ．

②防護具の外面，特に前面は触れない（汚染している）．

③PPEを脱いだ後は，手指衛生．
　適切な着脱により，感染の伝播が阻止できます．手術室では，術後に様々な処置や片付けがあるため，危険性がなくなる業務終了まで眼の防護具やマスクを装着しておきましょう．

＊**使用後はどのように処理すればいいのでしょうか？**

　単回使用型は，使用後感染性廃棄物として処理します．再生使用型は，医療用洗浄剤による洗浄またはウォッシャーディスインフェクターで熱水消毒します．特に血液や体液で強く汚染されている場合には，洗浄後消毒用アルコールや次亜塩素酸で消毒します．製品によっては，消毒薬や熱水消毒に適さないものもあるので，メーカーの推奨に従って処理します．

図　着脱方法について

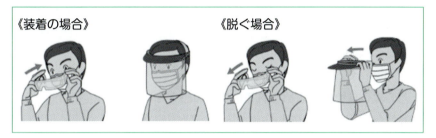

〔職業感染制御研究会：個人用防護具の手引きとカタログ集，第4版〕

File No. 18 サージカルマスクの性能
手術室では市販のマスクは使えません

　日本では，サージカルマスクを販売する上での性能規格基準は存在していません（薬事規制対象外）が，米国ではFDAの認証を得たものではないと病院で使用することができません．

　病院，特に手術室でマスクを使用する目的は，手術スタッフと患者さんの間で微生物や微粒子が行き来しないようにすることと，患者さんの体液が顔に直接かからないようにすること，つまり，患者さんとの間のバリアーであることです．これらの性能がなければ手術室内では使うべきではありません．

* どのような性能が求められるのでしょうか？

　残念ながら日本にはありませんが，米国標準規格（ASTM F2100-11）によると，サージカルマスクには3つの性能レベル（バリアレベル）があって，それぞれの性能レベルを5つの特性で規定しています．

* 5つの特性とは，微粒子ろ過効率，微生物ろ過効率，液体防護性，吸気抵抗，それに燃焼性です．

A．微粒子ろ過効率（PFE; particle filtration efficiency）
　　着用している医療スタッフを守るための指標で，浮遊微粒子に対するマスクのフィルター性能です．マスクで0.1 μmのポリスチレンラテックス微粒子を除去できる割合です．

B．微生物ろ過効率（BFE; bacterial filtration efficiency）
　　逆に患者に着用者の呼気中に含まれ排出される微生物を移さない機能を見る指標で，平均4.0〜5.0 μmの飛沫に含まれる細菌がマスクによって除去された割合をパーセントで示したマスクのフィルター性能の指標です．

C．液体防護性
　　手術中には術野などから血液や体液が飛び散ります．顔に付着した

り，吸い込んだりすると，感染の危険性が高くなります．マスクでブロックしますが，勢いが強いとマスクに染み込んでいきます．マスクに圧力をかけて（血圧に相当する 80, 120, 160 mmHg の圧力），人工血液の透過性を試験します．

D. 吸気抵抗（⊿P）

快適性の指標で，マスクを通過した後の圧力低下の程度を測定します．圧力低下が，通気性や快適性に影響を与え，$5\ mmH_2O/cm^2$ 以上では暑く，2 以下では非常に涼しく感じます．

E. 燃焼性

燃えやすさの指標で，万が一術野の火花がマスクに引火しても大丈夫かどうかを調べます．材料の中心表面に 1 秒間点火したときに，燃え尽きるまでの延焼速度が 3.5 秒以上であれば Class1 で，すなわち，"燃え広がりにくい" が，保障されます．

表 医療用フェイスマスクに使用する材料の米国標準規格（ASTM F2100-11）

特性	バリアレベル 1	バリアレベル 2	バリアレベル 3
PFE（微粒子ろ過効率）	≧95%	≧98%	≧98%
BFE（微生物ろ過効率）	≧95%	≧98%	≧98%
液体防護性	80 mmHg	120 mmHg	160 mmHg
⊿P（吸気抵抗）	< 4.0 mmH_2O/cm^2	< 5.0 mmH_2O/cm^2	< 5.0 mmH_2O/cm^2
燃焼性	Class I	Class I	Class I

File No. 19　N95マスク

新型インフルエンザやSARSの患者さんへの対応時に"N95レスピレーター（N95マスク）"をしますが，手術室での出番はあまりありませんので，その取り扱いには不慣れなスタッフが多いと思います．しかし，結核など空気感染症患者の手術がないわけではありませんので，おさらいしておきましょう．

＊そもそも"N95レスピレーター"って何でしょうか？

米国労働安全衛生研究所（NIOSH）の規格で，直径$0.3\mu m$以下の固形塩化ナトリウムエアロゾルの捕集効率試験をした時に95％以上の捕集効率を保証されたマスクが，"N95レスピレーター"です．"N"以外にも"R"と"P"があり，これらは塩化ナトリウムに代わって液滴ジオクチルフタレート（DOP）が使われます．また数字も95以外に，99，100があり，それぞれ捕集効率99％以上，99.97％以上を表しています．なお，"N"は耐油性がありませんが，"R"には耐油性があり，"P"は防油性があることを意味していて，主に油を扱う職場で使用されます．

空気感染を起こす病原菌は，$0.5\mu m$以下の飛沫核となり空気中を浮遊しています．$0.3\mu m$の微粒子を95％以上捕集できることが確認されているマスクが，"N95レスピレーター"です．この"N95レスピレーター"には，繊維を織らずに3次元構造に重ねて絡み合わされた不織布が使われています．繊維の隙間に微粒子を捕集するのではなく，繊維が静電気で微粒子を吸着します．

＊では，"サージカルマスク"とどう違うのでしょうか？

"サージカルマスク"は，使用するスタッフの呼気中の微生物などから患者を守ることが主たる目的です．さらに耐水性のサージカルマスクでは，血液・体液由来の病原体への曝露というリスクが軽減されますが，

空気感染性病原体はスルーしてしまいます．
　一方，"N95レスピレーター"は，空気感染性病原体を捕集しますが，顔とマスクの隙間から侵入しないよう顔面に密着して装着しなければなりません．手術室では，術野から血液を含む体液がはねたり，しぶきが飛んだりしてマスクに付着する機会が高くなります．また手術中には術野の火花などが引火する危険性もあります．そこで，"N95レスピレーター"より，空気伝播する微粒子（油分を含まない）の曝露リスクを軽減し，はねやしぶきからスタッフを防護し（液体防護性），燃えにくくした"サージカルN95レスピレーター"を手術室では使います．

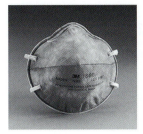 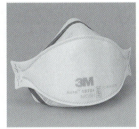 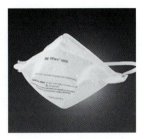

N95マスク
〔スリーエムヘルスケア株式会社〕

File No. 20 フィットテスト

N95 マスクは感染予防効果が高いのですが，顔にしっかりとフィットしていなければ効果はなく，感染の危険性に直面します．また，しっかりとフィットしていても，マスクを外す際などに取り扱いを誤れば，フィルターに付着したウィルスと接触してしまうなどのリスクを伴います．

　装着の訓練をしますと，しめ紐の位置やノーズクリップの調整，外し方などの"正しい装脱着"が大半のスタッフでできていないのがわかります．"誰にも教わらなかった"，"使ったことがない"，"呼吸がしにくくて，ずらして使っている"などがその理由のようですが，問題は，N95 マスクさえ付けておけば大丈夫といった誤解にあります．正しいマスクの着脱方法を周知徹底することが大切です．

＊**どうすればよいのでしょうか？**

　"フィットテスト"をしましょう．

　これで，正しいサイズのマスクが選択されているか，装着方法に問題はないか，接顔部の漏れが最小かどうかなどの確認と適切な装着方法を指導します．米国では OSHA により，N95 マスクの導入時とその後は年に 1 回，顔貌が変わったとき（体重の増減など）や着用者からの要望があったときなどにはフィットテストを行うことが義務付けられています．リスクの高い部署に配属になったときにも有用です．

＊**フィットテストにより，どの N95 マスクであれば自分にきちんとフィットするかを確認し，正しい装着方法を習得します．**

　フィットテストには 2 種類あります．定性的フィットテストと定量的フィットテストです．定性的フィットテストは，フードをかぶり，その内側でエアロゾル化した物質（サッカリンなど）を噴霧し，N95 マスクを着用した状態で味を感じれば，漏れがあることになります．定量

的フィットテストは，室内粉塵を用いてN95マスクの外側と内側の粒子数を測定し，漏れ率を定量化するものです。

自分の顔の形に合ったマスクを知っていても，着用時に毎回きちんとフィットしているかを確認するのがユーザーシールチェックで，漏れがなくなるまで繰り返します。

日本でも，平成17年に厚生労働省から，「防じんマスクの顔面への密着性の確認」という通達が出て，フィットテストの重要性が示されています（厚生労働省労働基準局基発第0207006号．平成17年2月7日）．

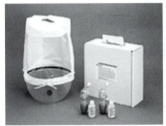 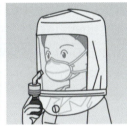 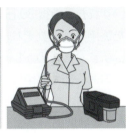

定性的フィットテストキット　定性的フィットテスト　定量的フィットテスト

〔満田年宏監修，職業感染制御研究会：医療従事者のためのN95マスク適正使用ガイド〕

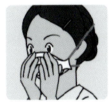 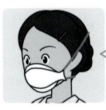

①両手でマスクを覆い，息を吸ったり吐いたりします．

②空気の漏れをチェックします．

④チェックを繰り返します．

③空気が漏れている場合は，ゴムバンドや鼻当てを調整し，密着の良い位置にマスクを合わせます．

ワンポイント!!
ノーズワイヤが鋭角になると，頂点に隙間ができてしまうので注意！

ユーザーシールチェック

〔スリーエムヘルスケア株式会社：N95マスクの適切な装着のために〕

手術部位感染（SSI）

　手術部位感染（SSI; surgical site infection）とは，手術に直接関連して発生する術野感染のことで，尿路感染に次いで多い医療関連感染です．

　SSIは，皮膚や皮下組織の表層切開創SSI，軟部組織や筋膜・筋の深部切開創SSI，臓器・体腔の臓器/体腔SSIの3種類に分けられます．いずれも手術後30日以内（インプラントのある場合は1年以内）に起きた感染で，それぞれ以下に挙げた項目が，一つ以上あてはまるものをいいます．術後のドレーンからの逆行性感染や，呼吸器感染，尿路感染などの遠隔部位感染は含まれません．

A. 表層切開創SSI
- 切開部表層からの膿性排液．
- 表層切開創から無菌的に採取した液体または組織培養で微生物が分離される．
- 疼痛または圧痛，局所的な腫脹，発赤または発熱のうち，少なくとも1つの感染の徴候または症状があって，しかも外科医が切開部表層を慎重に開放して，切開部の培養が陰性でない場合．
- 手術医・主治医による切開部表層SSIの診断．

B. 深部切開創SSI
- 切開部深層からの膿性排液．
- 自然に哆開または手術医が開放し，感染症状（発熱or疼痛or圧痛）があるもの（ただし切開創の培養陰性の場合は除く）．
- 当該部位の感染の証拠が，直接検索・再手術・組織病理検査・放射線学的検査で発見される．
- 手術医・主治医による感染の診断．

C. 臓器/体腔SSI
- 表層・深部切開創を除く術中操作部位に及ぶ感染．

- 臓器/体腔のドレーンからの膿性排液．
- 当該部位から無菌的に採取した検体からの病原体検出．
- 当該部位感染の証拠が，直接検索・再手術・組織病理検査・放射線学的検査での発見される．
- 手術医・主治医による臓器/体腔 SSI の診断．

　起因微生物としては，黄色ブドウ球菌，コアグラーゼ陰性ブドウ球菌，腸球菌，大腸菌，緑膿菌，エンテロバクター属，肺炎桿菌，カンジダなどがあり，発生関連因子として，患者因子と手術因子があります（**表**）．

表　発生関連因子

患者因子	手術因子
年齢	手術時手洗い
性別	皮膚消毒
栄養状態	術前除毛
糖尿病	手術時間
喫煙，肥満	予防的抗菌薬
既にある感染巣	手術室換気
保菌	器具の滅菌
免疫応答	異物挿入
術前入院期間	ドレーン
	手術手技

File No. 22 SSI 防止対策

 感染防止対策には，術前，術中，術後に，それぞれのスタッフが標準的な対応を行うことが大切です．

A. 術前
- 除毛を行う場合は，電気クリッパーを用いて手術直前に行うのが望ましい．
- 糖尿病患者の血糖管理．
- 術前 30 日間の禁煙．
- 生体消毒薬を用いた術前のシャワー浴または入浴．

B. 術中
①予防的抗菌薬
- それぞれの手術で，SSI を引き起こす一般的な病原体に効果のある抗菌薬を選択．
- 執刀時に十分な血中・組織中濃度が得られるタイミングで初回投与を行う．
- 術中はその濃度を維持するよう追加投与．
- 術後の必要投与期間に関しては様々な見解がある．
- 耐性菌の誘導を避けるため，長期の術後投与は避ける．
- 結腸・直腸手術では，非吸収性経口抗菌薬を術前に投与．
- バンコマイシンをルーチンに予防投与しない．

②職員の保菌，手術室の換気
- 排膿する皮膚疾患を有する職員は，治癒するまで手術室業務から除外する．
- 黄色ブドウ球菌や A 型連鎖球菌を保菌している職員を日常的に業務から除外することはしない．
- 手術室の換気圧を周囲に対して陽圧に保つ．

- 天井から給気し，床付近から排気する．
- 手術室に入室する職員数は最小限にする．

③手術室の環境衛生
- 血液・体液による目に見える汚染が生じた時は，汚染箇所を消毒薬などにより清浄化する．
- 不潔・汚染手術の後での手術室の特別な清浄化や閉鎖は行わない．
- 目に見える汚染がない限り，手術と手術の間に環境表面や使用した機器を消毒する必要はない．ただし，手術と手術の間には，触った環境表面を決められた洗浄剤で清拭する必要があります．
- 環境検体採取を日常的に行わない．

④滅菌・手術衣・手術手技
- 手術が進行していたり，滅菌物が展開されている時は，マスク，帽子・フードを着用する．
- 血管内器具・硬膜外カテーテルの留置や操作時には無菌操作の原則を遵守する．
- 組織は丁寧に扱い，止血を十分行い，壊死組織や異物の残存を最小限にとどめ，死腔をなくす．
- ドレーンは閉鎖式を用い，手術切開創から離れた別の切開創より挿入する．

C. 術後：切開創管理
- 一次閉鎖した切開創は，術後24〜48時間，滅菌された被覆剤で保護する．
- 交換が必要な際は，手指衛生をして無菌操作をする．
- 術後48時間以降については勧告なし．
- ドレーンは早期に抜去．

SSI 防止対策と術前準備

File No. 23

　手術部位感染（SSI）は，手術室内の問題だけではありません．術前の準備が不適切であると，SSI（surgical site infection）を引き起こします．病棟スタッフと以下の点について確認しておきましょう．

手術部位や周辺の体毛について，手術の支障にならない限り除毛は行いません．石けんを塗るハケの細菌汚染とカミソリによる皮膚の微細な切創が細菌の増殖と密接に関連しているからです．

①除毛は必要な場合のみ，手術の直前に電気クリッパーや除毛クリームを使用して行いますが，除毛クリームによる皮膚過敏反応に注意しましょう．

②手術前夜・当日のシャワー浴や入浴が勧められます．皮膚切開部の消毒効果を高めるために，可能な限り汚れや異物を除去しておくことが大切です．高齢者，糖尿病患者，ステロイド使用患者，長期入院患者では，特に有効と考えられています．入浴後は汗をかかないようにして，清潔な手術用の衣服で待機します．

③手術前に遠隔部位感染があればそれを治療し，その治療が終わるまで予定手術を延期します．

④術前より血糖値レベルを適切に管理しておきます．

⑤少なくとも予定手術前 30 日間の禁煙を指導します．

⑥ SSI 予防を理由として，必要な血液製剤の使用を制限する必要はありません．

⑦術前の入院期間を必要最小限とします．病院内生息菌を定着させないためです．

⑧術前患者の鼻腔 MRSA 保菌スクリーニング検査は行わず，一律なムピロシン軟膏の鼻前庭への塗布も不要です．"陰性"が必ずしも微生物が存在しないことを意味するものではないこと，存在場所は鼻腔だけではないこと，一過性菌の可能性があること，耐性菌の発生のリス

ク，費用対効果が悪いなどがその理由です．しかし，院内でMRSAのアウトブレイクが発生している場合には，スクリーニング検査を行います．

⑨術前準備は，患者さんだけではありません．スタッフの健康管理も大切です．あなた自身が罹患している場合には責任者にあらかじめ相談しておきます．スタッフの皮膚に化膿巣があって排膿している場合には，SSI発症に直接関与する可能性のある業務をしてはいけません．MRSAやA群連鎖球菌の保菌者は，SSIの感染源となる可能性がありますが，日常的な業務を行っても構いません．

⑩手術室では，個人防護具を正しく装着しなければなりません（⇨ 15 手術室のお作法（その4）正しい手術着の着方，17 正しいゴーグル・フェイスシールドの装脱着，18 サージカルマスクの性能）．

⑪スタッフは，頭髪を完全に覆うような帽子を使用しなければなりません．

⑫滅菌手袋に汚染や破損があった場合には，直ちに交換します．破損が分かりやすく使用者を守ることができるので，二重装着します（⇨ 27 手袋は二枚重ね）．

⑬シューズカバーには，SSIの防止効果はないようですが，血液などへの曝露を防ぐために使用しても構いません．

File No. 24

SSI 防止対策と手術時手洗い

手術中の術野汚染は，SSI（手術部位感染）の原因となります．
手指には，通過細菌と常在細菌を合わせて 1×10^4〜10^6 CFU*/cm^2 程度の細菌がいるとされています．滅菌手袋を使用していても，手術操作中にしばしば破損します．たとえ術中に手袋が破損しても汚染を最小限にとどめるため，あらかじめ付着している細菌をできる限り減らしておく必要があります．手は「滅菌」できませんので，「消毒」することになりますが，手術時手洗いにより，細菌数を 10^2〜10^3 CFU*/cm^2 程度に減らすことができます．しかし，漫然とした手洗いは，むしろ有害であるため，以下の注意を払う必要があります．
（*CFU：コロニー形成単位）

A. 爪

短く切り，手洗い前に爪の内側を清潔にしておきます．手や腕に装身具をつけてはいけません．マニキュアを塗っている爪は，塗って4日以上経過している場合には感染源となるので，除去しておきましょう．

B. 手洗い用水

水道水，滅菌水のいずれでもかまいません．付着している細菌を流水で物理的に洗い流すことが目的ですのでどちらでもいいのですが，流し始めは蛇口の逆行性汚染のリスクもあるので，しばらく流してから使ったほうがよいでしょう．

C. 薬剤

持続活性のある抗菌性手指スクラブ剤によるスクラブ（ブラシを用いた手洗い），またはアルコール配合手指消毒薬によるラビング（擦り込み）による手洗いを行います．使用される薬剤は，①皮膚常在菌を十分に減少させる，②低刺激性である，③広範囲の抗菌活性を持つ，

④速効性および持続効果があるものが推奨されています．

D．スクラブ法手洗い
　　メーカーの推奨する時間（通常は2～6分）で手および前腕をスクラブします．10分以上に及ぶ長時間のスクラブは必要ありません．再使用の硬毛ブラシは手荒れを生じ，皮膚を損傷して感染のリスクを高めるので使用を控えるべきです．

E．ラビング法手洗い
　　最初に非抗菌性石鹸で手および前腕を洗い，完全に乾かした後，アルコール配合手指消毒薬を数分間擦り込み，再び完全に乾燥させます．

＊手のアルコールを早く乾燥させるために，手をひらひらさせたり，両手をパチパチしているスタッフを見かけることがあります．
　擦り込み時間は十分でしたか？　また，アルコールが残存しているので心配がないのかもしれませんが，少なくとも清浄な手術室内ならまだしも，手洗いコーナーなどは空気清浄度も高くないので，空中の浮遊菌との接触機会が増えるので，"ひらひら"，"ぱちぱち"は避けましょう．

File No. 25 SSI 防止対策と手術部位消毒

　手術予定部位を無菌状態にはできませんが，細菌数を減らすことはできます．しかし，皮膚消毒しても，術野には $10^2 \sim 10^3$ CFU/cm^2 個程度残存していることを忘れてはいけません．

　手術部位の皮膚消毒には，適切な消毒薬を使います．
　健常な皮膚にはアルコール配合剤の使用が望まれます．クロルヘキシジンまたはそのアルコール配合液や，ポビドンヨードが使われると思います．ポビドンヨードの塗布後にハイポアルコールなどのヨード還元剤を使ってはいけません（⇨ 28 イソジン焼け？）．
　脱色したい場合は，ポビドンヨードが乾燥してから（5分間以上経過してから）ハイポアルコールを使用すべきです．また，消毒前のアセトンなどによる皮膚の清拭は，皮膚に炎症を起こす危険があり推奨できません．
　クロルヘキシジンはポビドンヨードよりも持続的な殺菌効果があり，また血液や血清タンパクによっても不活性化されませんが，ポビドンヨードは，皮膚に付着している限り静菌作用があるものの，血液や血清タンパクにより不活性化されやすいといわれています．

＊**塗布方法は，消毒薬を含む綿球で皮膚切開部を中心に，同心円状や渦巻き状に中心部から外側に向けて順次塗布していきます．**
　決して外側を消毒した綿球でそれよりも中心部を塗布してはいけません．1回だけではなく，3回程度塗布します．ドレーンの刺入が予想される場所や，皮膚切開が大きくなることも考慮してなるべく広範囲に消毒しましょう．消毒薬の十分な効果がでるまで2〜3分間待ちます．

＊**粘膜の消毒には，強力で刺激性のある消毒薬は使えません．**
　肛門や直腸手術の場合には，浣腸などの処置をしておき，周囲皮膚に

はアルコールを含まない消毒薬を塗布します．粘膜は，ポビドンヨード，0.01〜0.025％塩化ベンザルコニウム，生理食塩水などで洗浄しますが，クロルヘキシジンはアレルギー反応を起こす危険性があり，使ってはいけません．

File No. 26

注射部位の皮膚消毒

　手術室に患者さんが入ってこられたら，まず，最初に何をしますか？手術台に案内して，モニターを装着して，それから？　そうですね，静脈路確保です．静脈カニューレ，駆血帯，消毒綿，廃棄コンテナ，準備は完璧です．

ど　うして消毒が必要なのでしょうか．
　不適切な挿入手技は，血管内に微生物が進入する原因となります．血管内留置カテーテル挿入部位の皮膚に存在する常在菌や医療従事者の手指などから伝播した通過菌が，血管内留置カテーテルの外壁を伝わって血管内に侵入する経路となります．ですから，刺入部位はもちろんのこと，操作するあなた自身の手指も消毒しておきましょう．手袋を着用して静脈確保をしていると思いますが，着用前に手指を消毒しておくと良いでしょう．注射部位から感染を起こすことはまれですが，注射部位の皮膚が汚れている場合や易感染患者の場合には注意が必要です．

*刺入部の消毒には何を使っていますか？
　注射部位の消毒には速効性と速乾性が求められるため，日常的にアルコール製剤を使用しますが，アルコールでかぶれたり，発赤するような場合には，クロルヘキシジンなどを用意しましょう．

*消毒効果を確保するために，消毒用エタノール，70％イソプロパノール，イソプロパノール添加エタノール液などで十分消毒します．
　アルコール綿をギューと絞ってから刺入部を消毒している光景を見ますが，しっかり塗布しなければ意味がありません．乾燥するまでちょっと待ちます．周辺皮膚も広く消毒し，刺入部を素手で触れないように注意します．アルコール綿で注射部位を強く擦っても，皮膚表面の汚れは落ちますが，消毒効果とは関係ありません．以前には，あらかじめ万能

壺などに調製されたアルコール綿を使用していましたが，汚染などの危険性もあり，現在ではほとんど，あらかじめ調製された単包あるいは複数枚入りパック製品のアルコール綿が用いられています．
　駆血帯が巻かれた腕には血管が浮かび上がっています．穿刺も成功して輸液も快調に滴下していて，患者からの穿刺部位の痛みなどの訴えもありません．
　静脈留置針の針も廃棄ボックスに廃棄して，"Good job!"．

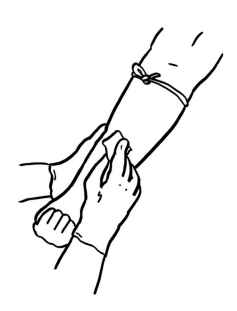

File No. 27

手袋は二枚重ね

　清潔操作の手術では，スクラブ法やラビング法で手指を清潔にしてから手術用手袋をはめて手術に臨みます．毎日見慣れた光景ですね．手術が進行して行くうちに，ふと術者の手を見ると手袋の内側に血液が滲んでいるではありませんか．術野の止血に夢中で，こちらから"手袋を変えたほうがいいよ"というタイミングを上手く図れません．手術中には，気づかないうちに手袋の破損が61〜83％発生しているそうです．道理で，このようなシーンをたびたび見かけるわけです．

　そもそも手術で手袋を着用する目的は，手術部位感染防止（SSI）と，患者さんの血液などの体液に手術スタッフが暴露されないためです．手袋の破損が直接的なSSIの原因であるという根拠は少ないのですが，ピンホールがある手袋ではSSIの発生率は2倍になるとも言われています．

＊ところで，"新品の手袋だからピンホールなんて絶対ないはず"と思い込んでいませんか？
　手術用手袋は，日本工業規格により品質基準が決められていて，かりに10,000枚製造したとしますとその中から80枚を抜き取り，その中の不良品が3枚以下であれば品質基準を満たしたとして出荷されます．つまり，使用前の手袋でもピンホールは存在する可能性があるのです．
　また，手術中に手袋は脂肪や医薬品に触れることで，破損したり化学変化が生じることもあり，血液・体液との接触により手袋のバリア状態や外観に変化を生じて，触感性や伸縮性が劣化します．
　もちろん手術中には，手術器具の操作，骨などの硬い組織との接触，縫合時の針刺しなどで手袋が破損します．簡易手術・腹部手術などの場合で12％，整形外科・外傷・胸部手術などのより複雑な手術では40％以上の破損が認められるようです．人工関節置換術時の手袋の穿孔率は

25%に及び，特に非利き手の拇指，示指に多いとされています．

*このように手術用手袋は，使用前・使用中にさまざまなピンホールや穿孔などの発生リスクにさらされています．

　細菌や血液由来病原体から使用者を保護するバリアである手術用手袋が破損した場合，感染リスクが増加し，血液由来感染症が発症すると使用者本人だけでなく，手術室を含む病院の機能，ひいては社会的損失になります．

*ではどうすればいいのでしょうか？

　答えは簡単です．あらゆる外科的治療を行う際には常に手袋を二重に装着することをお勧めします．手袋の二重装着でも，外側の手袋にピンホールは生じますが，手袋を貫通することで縫合針の血液残存容量が95％減少し，患者血液への曝露のリスクは約 1/10 になります．

　しかし，このように手袋を二重に装着することで，内側の手袋の破損率は大幅に減りますが，皆無というわけではありません．手術の種類や時間にもよりますが，9～18％で両方の手袋の破損が認められるようですので，一定時間ごとの交換が必要です．

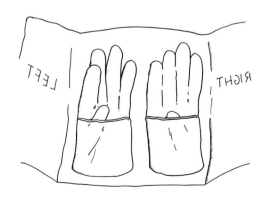

File No. 28 イソジン焼け？

ヨウ素などのハロゲンは強力な殺菌作用（細菌の蛋白質合成を阻害することによって殺菌力を発揮します）を持ちますが，ヨウ素の殺菌効果は150年以上前から知られていました．しかし，水溶液やアルコール溶液（ヨードチンキ，ヨーチン）は，人体への刺激が強く皮膚が強く染色され，粘膜にも用いる消毒薬としては使いにくいものでした．アメリカのShelanski HAらによって1956年にポリビニルピロリドンとの錯化合物として合成された消毒薬がポビドンヨードです．

ポビドンヨードは，ヨウ素をキャリアと結合させて保持し，徐々にヨウ素を遊離させる製剤であるヨードホールの代表的なもので，ポビドンヨード1g中には有効ヨウ素が100 mg（10%ポビドンヨード液には有効ヨウ素が1%）含まれています．ポビドンヨードは水溶液中で平衡状態を保ち，水中の遊離ヨウ素濃度の減少につれて徐々に遊離ヨウ素が放出されます．この遊離ヨウ素の酸化作用により殺菌作用が発揮され，塗布後30～60秒で最大となります．

*さて，このポビドンヨードによる消毒で時々遭遇するのが，皮膚の変色や接触皮膚炎です．

ヨードによる強い皮膚の刺激，消毒薬による長時間の皮膚の浸軟，長時間の圧迫，湿潤などにより，ポビドンヨードの皮膚への透過性が亢進して一種の化学熱傷を生じるためと考えられています．特に駆血帯を使用したり，皮下に骨が触れやすいような場所，臀部や仙骨部など圧迫されている場所，皮膚が引っ張られている所などで発生しやすいとされます．さらに，アルコールが併用されると，脱エステル化により皮脂が減少し，さらに化学熱傷が起きやすくなります．

皮膚にイソジンを塗って直ちにハイポアルコールで色消しをしている術者がいますが，ハイポアルコール（チオ硫酸ナトリウム）により遊離ヨウ素が還元されヨウ素イオンになってしまい，消毒効果が無くなりま

す．しかし，患者さんの背面などにたまっているポビドンヨードに使えば，遊離ヨウ素の作用が無くなり，化学熱傷を起こしにくくなるかもしれません（思いつきですので，エビデンスはありません）．

　手術台のシーツは，リネンから不織布，しかも液体の浸透をおさえるためにコーティングされたものへと代わり，術野からあふれた消毒薬がいつまでもたまっています．あふれた消毒薬をガーゼに染み込ませたり，ぬぐったりして身体の下部の皮膚との接触を避けるしかありません．

＊話は変わりますが，原子力災害時などで放射性ヨウ素を吸入して内部被ばくした場合，甲状腺癌や甲状腺機能低下症などのリスクが高まることが，チェルノブイリ原子力発電所の事故でわかりました．

　これに対し，非放射性ヨウ素製剤であるヨウ化カリウムを予防的に内服して甲状腺内のヨウ素を安定同位体で満たし，以後のヨウ素の取り込みを阻害することで放射線障害の予防が可能となります．

　福島第一原発事故の際，被ばく予防のためにポビドンヨードの消毒剤やうがい薬などのヨウ素を含んだ市販品を"安定ヨウ素剤"の代わりに飲むと良いなどの根拠のない情報がインターネットに流れました．ヨウ素以外の成分が含まれていること，ヨウ素含有量が少ないことなどから，放射線医学総合研究所から飲まないように警告が出されています．

File No. 29 手術中のチューインガム

手術中に口をモグモグ．手術用マスクしているから大丈夫…ではありません．手術室は，血液由来病原体曝露の危険性が高い場所です．アメリカの労働安全衛生局の血液由来病原体ガイドラインによると，曝露の危険性が高い場所での飲食は認められていません．チューインガムも食物なので手術中の"モグモグ"はダメです．

一方，手術用マスクは，それを着用している手術室チームの口や鼻からの微生物が，患者さんや清潔な術野を汚染しないためと，反対に，患者さんの血液や体液その他感染性物質の曝露からスタッフを守るために着用します．

マスクをしたまま"モグモグ"すると，マスクが皮膚に擦れて，顔や首の表皮の落屑が増えることになるかもしれません．さらに，ガムを噛むことで口腔内の水分が増えて，マスクが湿ったり汚れたりして，マスクの濾過機能が低下する恐れが出てきます．また，"モグモグ"することで，言葉が不明瞭になりがちで，コミュニケーションエラーの原因にもなります．

やはり手術室内で"モグモグ"するものではありません．

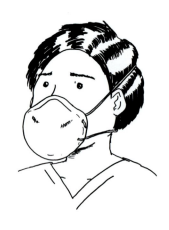

File No. 30 針刺し事故の防止

エピネットによりますと，病院で発生する刺傷事故は，100床あたり6.2件と言われています．各職種別の発生率は，医師4.1件，看護師3件，研修医は14.4件（2012年度）で，研修医に多く発生しています．

発生 場所は病室が多く（30.8%），ついで手術室（28.6%），病室外（9.8%），外来・処置室（7.6%），検査処置室（4.2%）でした．原因器材として，使用本数10万本あたりの事故発生件数は，縫合針が35件，注射針が6.2件と圧倒的に縫合針によるものが多く，これは，翼状針や静脈留置針には安全器材の導入が図られているためと思われます．

＊手術室での刺傷事故の発生件数は

年々増加していて，手術室では手術1,000件あたり平均2件発生しています．その多くは，器材の使用中と処置操作中です．手術室での刺傷事故の原因器材は，縫合針，メス刃，注射針などで60%以上を占めていて，そのうちの大半が縫合針です．

＊縫合針による事故は

患者への使用中の発生が半数を占め，受け渡し時や，持針器の針の付け替え時に多いようです．受傷者は，医師が過半数で，あとは看護師です．

＊対応策として，以下の方法があります．

- 縫合針を使わずにすむ外科的処置を検討して，不要な鋭利器材の使用を少なくする（スキンステイプラー，縫合テープ，皮膚接着剤など）．
- 鈍縫合針（鈍針，blunt-end suture needle）の使用．
- ハンズフリーテクニックの利用．
- 縫合針の直接手渡しの禁止（ニュートラルゾーンの設定）．

- 器材の受け渡し時の声かけ．
- 針のカウント方法（マウントボードの利用）．
- 開放性手術に代わり，鏡視下手術（endoscopic surgery）の選択．
- 針の把持，組織の牽引，針やメスの装脱着作業の代替となる器材の使用．
- 取り扱い未経験職員への事前トレーニング．

＊**20％の施設で，ハンズフリーテクニックやニュートラルゾーンを設定して実施していますが…**

　感染症など特定の手術でのみ実施しているのが40％，残りの40％の施設では実施されていませんでした．刺傷事故を避けるには，鋭利なものを使わないことですが，手術では使わざるを得ません．作業手順を遵守して，刺傷事故防止に努めましょう．

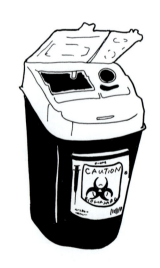

＊針刺し事故などで体液曝露した時にはどうすればいいのでしょうか？

①曝露したら直ちに流水・石けん（粘液への曝露では流水）で十分に洗浄します．

②可能であれば消毒薬による消毒を行いますが，消毒のために洗浄を遅らせてはいけません．消毒薬として，ポビドンヨード，消毒用エタノールを使用します．

③血液・体液などに曝露した場合，直ちに上司や感染対策スタッフに報告します．

④曝露源が感染症の場合，曝露したスタッフは採血検査を受けます．

⑤感染症の有無に応じて，下図の通りに対応します．

図

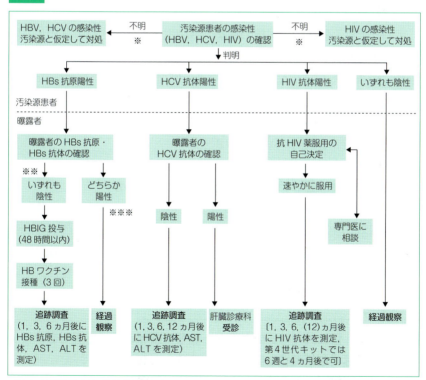

〔国立大学附属病院感染対策協議会：病院感染対策ガイドライン，じほう；2015：p200〕

File No. 31 職業被ばく

管内手術や透視下手術が増えてくることで気になるのは，スタッフの職業被ばくです．国際放射線防護委員会（ICRP）は，放射線防護の目標として，確定的影響の発生を防止し，確率的影響を容認できるレベルに抑え込むことにあるとして，職業被ばくの線量管理のために（表）に示すような線量限度を勧告しています．

患者さんには，体の一部に放射線が集中して照射されますが，手術スタッフは，患者さんの体内・壁・機器からの散乱放射線による全身被ばくの状況となります．この時の被ばく量は，"実効線量（Sv：シーベルト）" が使われます．

実効線量は，臓器や放射線の種類の違いによる確率的影響（がんの発生，遺伝的影響）のリスクの度合いを，防護のために一元化したもので，全身に換算したリスクに応じた量です．例えば，全身に均等にX線が1 mGy当たった時には，それぞれの臓器への実効線量の総和は1 mSvですが，頭部だけへの部分照射の場合には他臓器への影響が少ないために，実効線量は0.07 mSvとなります．

＊現場での実効線量はどうすればわかるのでしょうか．

それには蛍光ガラス線量計やクイクセルバッジ（Quixel®）などの個人線量計が使われます．防護衣を着用する時に，頸部と防護衣の内側（男性は胸部，女性は腹部）にそれぞれ取り付け，頸部の線量計の値を0.11倍し，防護衣の内側の線量計の値に0.89を乗じた値の和が，その時の実効線量となります．

＊放射線は，目に見えないばかりか，直ちに症状として把握できませんので，被ばくを低減する努力が必要です．

①時間・距離・遮蔽の3原則の厳守

時間：検査時間は，病気の進行度や施行医の技量で左右されるため，

スタッフが介入することはむずかしい．
距離：線源から距離をとることが，患者介助中には難しいかもしれませんが，少しでも距離をとる意識が大切です．
遮蔽：適切な防護具，遮蔽板を使用します．
②透視野へ手を入れないようにします．手の厚みで，装置が自動的に照射量を増やすことになり，散乱線量の増加を招くからです．
③患者貫通の線量は照射線量の1～5%です．
④最小線量となる術者と装置の位置関係：垂直方向の照射の場合，管球の位置は手術台の下にします．水平方向では，イメージ増倍管側に立つとよいでしょう．
⑤個人線量計を着用します．
⑥放射線被ばくに関する情報を収集し，疑問があれば解消しましょう．
⑦透視装置の品質管理を行い，適正に使用しましょう．

メモ

確定的影響とは，短時間の被ばく線量が一定値（しきい線量）以上になると影響が発現し，被ばく線量の増加とともに，症状が重篤化して発症率も100%に達するもので，脱毛・皮膚潰瘍・白内障・不妊・胎内被ばくによる奇形などがあります．確率的影響は被ばく線量の増加とともに影響の発生率が増加するもので，悪性腫瘍や遺伝的障害などがあります．

限度のタイプ		職業被ばく	公衆被ばく
実効線量 （全身の被ばく線量）		定められた5年間の平均として，年間20 mSv 女子は5 mSv/3ヵ月 （妊娠確認～出産まで内部被ばく1 mSv）	1年につき1 mSv
各組織における等価線量 （部分的な被ばく）	眼の水晶体	150 mSv/年 （ICRPの推奨値：50 mSv/年）	15 mSv/年
	皮膚	500 mSv/年	50 mSv/年
	手足	500 mSv/年	

〔国際放射線防護委員会の2007年勧告〕

File No. 32 消毒方法

Spauldingによる消毒水準分類によると，消毒は，①滅菌，②高水準消毒，③中水準消毒，④低水準消毒に分類されます．基本的には，それぞれの対象物に求められる清浄度に応じて滅菌・消毒方法を選択します．

高水準消毒では，芽胞が多数存在する場合を除きすべての微生物を死滅させますので，感染患者に使用した器具でも，感染症の種類により消毒方法を区別する必要性がありません．ただ，高水準消毒薬を使用する場合，結核菌など抗酸菌では比較的長い接触時間が必要なので，気管支内視鏡など気道分泌物が付着するセミクリティカル器具を消毒する場合には，十分有効な接触時間が必要です．

A. 高水準消毒を達成できる消毒薬

グルタラール，フタラール，過酢酸があります．グルタラールと過酢酸は芽胞に対する殺滅力がありますが，グルタラールは，多数の芽胞を殺滅するには比較的長時間（3〜10時間）が必要です．フタラールにもある程度の芽胞殺菌力がありますが，その効果は比較的弱いものです．

B. 中水準消毒を達成できる消毒薬（結核菌にも有効な消毒薬）

次亜塩素酸ナトリウム，ポビドンヨード，消毒用エタノール，クレゾール石けんなどがありますが，抗微生物スペクトルはそれぞれ異なるので注意が必要です．

C. 低水準消毒

ベンザルコニウム塩化物，クロルヘキシジングルコン酸塩などが使用されます．一部ウイルスや真菌，グラム陰性菌には感受性がありますが，抵抗性を示す場合もあるので注意が必要です．

使用器具と患者との接触の程度から感染リスクを分類し，使用用途に

応じた必要な消毒水準による処理が大切です．

表 Spaulding による消毒水準分類

滅菌 (sterilization)	いかなる微生物生命をも完全に排除または死滅させます．しかし，現実には完全な排除または死滅を保証することはできませんので，無菌性保証レベルを設定して運用します．
高水準消毒 (high-level disinfection)	芽胞が多数存在する場合を除き，すべての微生物を死滅させる．
中水準消毒 (intermediate-level disinfection)	結核菌，栄養型細菌，大部分のウイルス・真菌を殺滅するが，必ずしも芽胞を殺滅しない．
低水準消毒 (low-level disinfection)	多くの栄養型細菌，一部のウイルス・真菌を殺滅．

File No. 33 滅菌とは

無菌とは，すべての微生物が存在しないことです．滅菌は，すべての微生物を除去するプロセスです．消毒は生存する微生物の数を減らす処置法で，すべて除去するものではありませんので，混同しないようにしましょう．

＊さて，無菌というのは概念的なもので，現実には，あらかじめ無菌性保証レベル（sterility assurance level; SAL）という確率的な目標値を設定します．

微生物は，一定の滅菌処理単位ごとに，ずっと一定の割合で死滅していきますので，滅菌対象物の単位あたりに生存する微生物の数，致死速度（D値：菌数を1/10にするために必要な時間）からSALの達成される滅菌条件が算出されます．SALとして10^{-6}（100万分の1）が用いられ，滅菌操作後，被滅菌物に微生物の生存する確率が100万分の1であることを意味しています．

微生物の減数曲線は，横軸に処理時間，縦軸に微生物数の対数値をとってグラフ化すると，不活化の開始初期を除きほぼ直線になるため，通例，微生物不活化の度合いは対数値（log10）として表されます（図）．適切な微生物モニタリングの多くは，単位あたり10^6個（100万個）の菌数を想定し，かつ致死速度の測定に，その滅菌法に対して最も抵抗性の強い菌（指標菌）を用います．例えばD値が1（分）の場合，微生物の数は1分ごとに1/10（90%死滅）に減っていきます．最初の10^6個からSALである10^{-6}個に減らすということは，10^{12}分の1にすることなので，12分（D値×12）の時間をかけることで，滅菌が達成されるわけです．

＊滅菌前の微生物の数を単位あたり10^6個とするのは，便宜的なものです．

ディスポ製品では一定の品質が求められることから，滅菌前の微生物数は 10^6 個よりもはるかに少ないのですが，各種多様なものを対象とする場合，安全域を広げておくためにこのような数字が使われています．それでも，微生物数が多いと，同じ処理をしても 10^{-6} 個の SAL が達成できない可能性があります．従って，滅菌前に滅菌対象物の洗浄などを十分に行い，出来る限り付着している微生物を少なくしておくとともに，表面に付着している有機物などを取り除いておかなければなりません．

　このような滅菌には，加熱法（高圧蒸気法，乾熱法），照射法（放射線法），ガス法（酸化エチレンガス法，過酸化水素ガスプラズマ法）などで達成できます．放射線滅菌の場合，D 値は線量になります．病院では，加熱法とガス法が使われています．加熱法は，浸透力が強く確実な効果が得られるだけでなく，化学物質を利用しない点で安全ですが，熱に耐える対象物しか対象となりません．

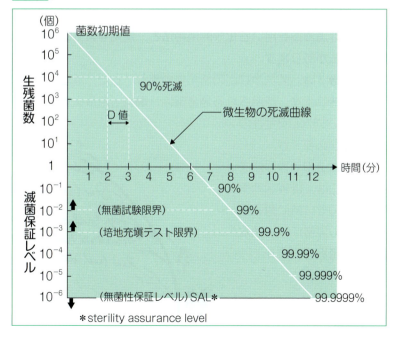

図　D 値を利用した滅菌様式（D＝1 分の微生物の場合）

消毒とは

消毒とは「生存する微生物の数を減らすために用いられる処置法で，必ずしも微生物をすべて殺滅したり除去するものではない」（日本薬局方）というように明確には示されていません．対象とするものの用途や，消毒対象の微生物の種類，消毒の目的により，必要とされる消毒の水準が異なります．

＊**器具消毒は，高水準消毒，中水準消毒，低水準消毒に分類されます．**

＊**手指消毒には，衛生的手洗いと手術時手洗いがあります**（⇨ 10 手指の衛生）．

消毒薬の環境や患者への適用では，その目的により様々な消毒レベルがあり，あまり高い減菌率を期待する必要がないこともあります．

＊**消毒法には消毒薬を用いる化学的消毒法と，湿熱や紫外線を用いる物理的消毒法があります．**

化学的消毒法は，前洗浄などの諸条件が整うことで，はじめて所期の効力が発揮されます．使用される消毒薬は，患者・医療従事者・環境に及ぼす影響について安全性の面から注意が必要です．

物理的消毒法のうち湿熱を用いた消毒法は，確実な効果が得られるので，熱に耐える器具・物品の消毒には，熱水消毒などが選択されます．

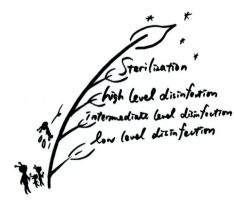

File No. 35

器具の消毒

　器具の消毒は，その使用用途に応じて必要な消毒水準と消毒方法が定められています．器具の使用用途ごとの分類は，Spauldingの器具分類に準拠しています．それによると，器具や物品は，それらが関与する感染リスクの程度によって，クリティカル器具，セミクリティカル器具，ノンクリティカル器具の3つに分類されます．
　ノンクリティカル器具を除くほとんどすべての器具について滅菌または高水準消毒を行うことにより，たとえ感染症患者に使用した器具であっても，感染起因微生物を十分に殺滅できる水準になるため，患者により消毒方法を区別する必要性はありません．

＊**クリティカル器具などに使用して滅菌を行える消毒薬を化学滅菌剤といい，芽胞による汚染を考慮に入れ6時間以上浸漬し，滅菌精製水を用いて消毒薬を洗い流します．**
　前洗浄，接触時間，温度，pHが適切であるときのみ信頼できます．関節鏡や腹腔鏡などは熱に弱いため，過酸化水素ガスプラズマ滅菌や2〜3.5％グルタラール製剤などによる高水準消毒を行うことがあります．
　健常な粘膜は一般的な芽胞による感染に対して抵抗性がありますが，抗酸菌やウイルスなどその他の微生物には感受性があります．気道分泌物が付着する気管支内視鏡や呼吸器系装置などのセミクリティカル器具では，高水準消毒薬を用いた場合でも結核菌など抗酸菌に対しては，比較的長い接触時間が必要です．高水準消毒薬としてはグルタラール，フタラール，過酢酸があります．高濃度（1,000ppm以上）の次亜塩素酸ナトリウムへの30分間浸漬も高水準消毒に分類されますが，強い金属腐食性があるので，セミクリティカル器具の消毒に用いられる場合は限られています．

＊ノンクリティカル器具では，主に MRSA や VRE などの接触感染予防策が必要な場合には，低水準消毒を適切に行えば殺滅することができますが，その他の場合には血液や体液が付着した場合などを除き特に消毒の必要性はありません．

　しかし，濡れた器具，湿潤な環境には低水準消毒薬に強い抵抗性を示すグラム陰性菌が存在するので，この場合はアルコールや 0.05％次亜塩素酸ナトリウムなどを用います．

＊どの消毒薬でも血液や体液が付着していると十分な効果を得られないので，中性洗剤や酵素洗浄剤を用いて十分に前洗浄をしておきます．

　化学的消毒法は，作用時間，濃度，温度，pH，有機物の除去などの条件が十分に整ってはじめて必要な消毒水準が確保されます．また，それらを使う人に対する接触・吸入毒性や，患者に対する残留薬剤の危険性などについて十分に留意すべきです．水道水には，非結核性抗酸菌やレジオネラが含まれている可能性があるので，水道水を"すすぎ"に用いたあとには，アルコールでリンスし，強制乾燥することが望ましいです．

表　Spaulding による器具分類と消毒水準

器具分類	用途	例	消毒水準
クリティカル器具	無菌の組織や血管に挿入するもの	手術用器具，血管内・尿路カテーテル，移植埋め込み器具，針など	滅菌
セミクリティカル器具	粘膜または健常でない皮膚に接触するもの	呼吸器系療法の器具，麻酔器具，軟性内視鏡，喉頭鏡，気管チューブ，体温計など	高水準消毒．一部器具（粘膜に接触する体温計）は中水準消毒．
ノンクリティカル器具	健常な皮膚とは接触するが，粘膜とは接触しないもの	ベッドパン，血圧計のカフ，聴診器など（環境表面はノンクリティカル表面と言う）	低水準～中水準消毒または洗浄，清拭．

File No. 36 滅菌の証

　手術室では多くの器材が展開されて，手術の開始が待たれています．ちょっと待って！　滅菌コンテナを開ける前に，インジケータを確認しましたよね？

　インジケータには，生物学的インジケータ（BI）と化学的インジケータ（CI）があります．

　生物学的インジケータ（BI；biological indicator）は，使用する滅菌法に対して強い抵抗性を持つ指標菌（表1）の芽胞を一定菌数含むもので，滅菌工程の設定やその管理に使われます．BIはその滅菌工程の殺菌効果を直接的に検証できる唯一のインジケータで，無菌性を保証する手段です．正しく滅菌されるとインジケータのラベルの色が変化するので，使用前に必ず確認しましょう（表2）．

　BIに加えて，滅菌装置の物理的制御のモニタリングや化学的インジケータ（CI；chemical indicator）が常に組み合わせて用いられることが望まれます．培地一体型，紙片型，指標菌懸濁液などさまざまな形態のBIがありますが，取扱いが簡便で，培養期間が比較的短い培地一体型の使用が適しています．

　滅菌に関する国際規格のISO 11138-1には，用いられるべき滅菌法，菌種，菌数，製造コード，使用有効期限，保管方法，D値，Z値，生存/死滅時間，回収菌数確認試験法，廃棄法などが定められています．ISO 11138-2はエチレンオキサイドドガス滅菌工程，ISO 11138-3は高圧蒸気（湿熱）滅菌工程 のためのBIの規格です．乾熱滅菌工程，低温蒸気，ホルムアルデヒド滅菌工程にも国際規格も制定されています（表3）．

表1　各滅菌法の指標菌

滅菌方法	指標菌
蒸気滅菌	*Geobacillus stearothermophilus* ATCC 7953
EOガス滅菌	*Bacillus atrophaeus* ATCC 9372
乾熱滅菌	*Bacillus atrophaeus* ATCC 9372
低温蒸気ホルムアルデヒド（LTSF）滅菌	*Geobacillus stearothermophilus* ATCC 7953
ホルマリン滅菌	*Bacillus atrophaeus* ATCC 9372
115℃蒸気滅菌	*Bacillus subtilis* "5230" ATCC 35021
過酸化水素低温ガスプラズマ滅菌	*Geobacillus stearothermophilus* ATCC 7953

表2　滅菌後の培地とラベルの色変化

培地と滅菌後のラベルのタイプ	培地の変化（滅菌が不完全な時）	滅菌後のラベルの変化
蒸気滅菌用	紫 → 黄	青 → 黒
EOガス滅菌用	緑 → 黄	茶 → 緑
過酸化水素滅菌用	紫 → 黄	青紫 → ピンク
LTSF滅菌用	紫 → 黄	赤 → 黄
ホルマリン滅菌用	緑 → 黄	赤 → 黄
115℃蒸気滅菌用	紫 → 黄	青 → 黒

表3　BIへの要求性能

滅菌法	高圧蒸気滅菌用	EOG滅菌用
指標菌	*Geobacillus stearothermophilus*	*Bacillus atrophaeus*
菌数	1.0×10^5 CFU以上	1.0×10^6 CFU以上
D値	1.5分間以上（121℃）	2.5分間以上（54℃）あるいは12.5分間以上（30℃）（EO濃度600mg/L，湿度60%RH）
生存時間	D値×[log（菌数）−2]	D値×[log（菌数）−2]
死滅時間	D値×[log（菌数）+4]	D値×[log（菌数）+4]
Z値	6℃以上	

File No. 37
滅菌の最終確認　これにもタイムアウトが必要？

　毎日使用された各種器材は，中央滅菌室に運ばれ，洗浄された後に，滅菌されていきます．再利用される鋼製小物類は，清潔な状態になってから手術室などの現場で使われています．でも"中央滅菌室から供給されているから，清潔に決まっている"と，思い込んでいませんか．

　先日，こんなことがありました．滅菌コンテナから機器を取り出して，手術に使用したのですが，手術後にインジケータが"滅菌不良"を示しているのがわかりました．コンテナには手術まで開けられた気配はありませんでした．滅菌装置の記録も基準が満たされていました．滅菌庫内のコンテナの積み上げ方によって，コンテナ内への温度分布が不均一になることは分かっていましたが，それでもないようでした．
　その後，以前使用されたインジケータが迷入したためとわかり，一件落着しましたが，使用前に確認さえしておけばこのような騒ぎにはならなかったと猛反省でした．

　中央滅菌室では，医用器材の洗浄，梱包，滅菌，保管，供給が行われています．それぞれの過程に不備があると，"滅菌"の質が保証されなくなります．そのために，中央滅菌室では，滅菌手順に従って機械制御や滅菌行程をモニタリングして，滅菌が日常的に達成できていることを確認しています．さらに，滅菌物の供給やリコールに対しても，インジケータなどのモニタリング結果に従って管理しています．
　しかし，それぞれの作業には人の手を借りる箇所もあり，ちょっとしたヒューマンエラーで滅菌行程に破綻をきたす可能性もありえます．人を信じないというわけではありませんが，最終的に器材を使用するスタッフが，安全の最後の砦になります．

＊**中央滅菌室からの器材だけではありません．ディスポ製品でも梱包が破損していたり，滅菌期限が切れていたりすることがあります．**

　ディスポ製品だから全て滅菌済みと思い込んでいると，大変なことになります．ある有名な病院での出来事ですが，"既滅菌"と思って使っていたガーゼが"未滅菌"製品だったのが判明して，術後患者さんの健康被害の追跡にひと苦労されたそうです．納入されたガーゼの種類が間違っていたのでした．

＊**薬剤の誤投与防止には，準備時・投与直前に 6R（☞ p.131）の確認が推奨されています．**

　手術に使用する器材にも同じような注意が必要です．手術には，たくさんの物品を準備しなければなりません．準備忘れにより，手術の中断を余儀なくされるかもしれません．しかし，もっと大切なことは，準備した器材が，滅菌されていて，正常に機能するかどうか確認することです．どんなに忙しくとも，コンテナやコンポから取り出す前に，一呼吸して，"タイムアウト"しましょう（⇨ 9 "タイムアウト"）．

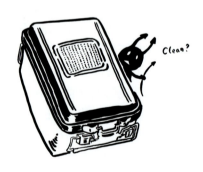

File No. 38　"すぐに炊いて！" フラッシュ滅菌

手術中には，しばしば誤って手術器材が床に落ちることがあります．予備があればいいのですが，なければ術者はたいてい，こう叫びます．"すぐに炊いて！"

このような時に活躍するものが，フラッシュ滅菌用装置です．フラッシュ滅菌とは，治療器材の緊急の蒸気滅菌工程のことで，小型蒸気滅菌装置，卓上型蒸気滅菌装置，洗浄滅菌装置（ウォッシャーステリライザー）などの装置によって行います．使用条件として，132℃で，重力排気法なら10分間，真空ポンプで強制排気するプレバキュウム式では3〜4分間の滅菌時間を必要とします．

* "待ち時間が短いし，こりゃ便利" だからといって，日常的には使わないほうが安全です．

というのも，この滅菌法では，空気排除工程が含まれず，より短い曝露時間での滅菌となるために滅菌の確実性が損なわれやすいこと，生物学的インジケータ（BI）の判定を待てないことなど有効なインジケータがなく，モニタリングできないこと，カゴに入れたまま持ち運ぶので滅菌後から使用現場までの搬送において微生物汚染の懸念があること，取り出した直後の滅菌物は大変熱く，滅菌物が冷める前に使用すると熱傷を生じる危険性があることなどの多くの問題があります．

ちなみに空気排除工程とは，空気を排除すること，つまり滅菌前に真空と蒸気の注入を交互にくり返すことで，チューブ状の内部や多孔性材料内部の残留空気を抜き，蒸気を細部まで行き渡らせた状態で滅菌ができるのですが，それができないということは，滅菌の質が確保できないということです．

フラッシュ滅菌を手術室にて運用する場合，あくまで緊急回避的な適用となります．インプラントなど体内に埋め込む器具の滅菌には，感染の可能性が重大であるため使用してはいけません．

File No. 39 手術室の騒音

不必要な雑音は，ケアができなくなることを病人だけでなく健康人にも押し付ける

（フローレンス・ナイチンゲール，1859）

1960 年頃までは病院は静穏でしたが，今の病院，特に手術室はもはや渋滞の道路を上回り，平均の騒音レベルは WHO の環境騒音のガイドラインを超えた状態です．騒音源は，主にスタッフと機器です．スタッフの動作や会話，機器作動音や金属機器の交換や落下音，ドリル・ハンマーの使用音，吸引音，モニターのアラームなどなど．

　手術室はたとえ無人でも騒音があります．空調システムの音です．患者入室前が一番静かですが，それでも 72 dB 程度あるそうです．スタッフや患者の入室と共に次第に増加し，手術が始まると騒音ピークは 120 dB を超えます．麻酔の導入と覚醒時では，手術機器の準備や片付け，業務に無関係な会話などで 90 dB 以上に達します．整形外科や脳外科手術では，100 dB 以上の騒音が 40％以上の時間続いたとの報告や，心臓手術では 1 回の手術で平均 359±158 回（1.2 回/分）ものアラームがなり，80％は無意味なもので，結果として注意力が低下して重要なアラームに気づかないようになると警告する報告もあります．

*騒音の曝露はどのような影響をもたらすのでしょうか？

　身体的影響と心理的影響があります．一般的に高レベルの騒音に慢性的に曝露されると耳鳴りや難聴が生じるようです．手術スタッフは，騒音性難聴になりやすいというエビデンスが増加しています．66％の麻酔科医が異常なオーディオグラムを示し，55 歳以下では明らかに一般人よりも聴覚の低下が起こっているとも報告されています．騒音の影響はスタッフだけではありません．患者さんも手術機器の騒音に長時間曝露されます．通常，騒音にさらされた時にあぶみ骨筋が収縮して蝸牛を

保護しますが，全身麻酔中にはあぶみ骨筋の収縮力が弱くなります．この保護的な反射が消失すると特に年配の方で難聴が起こりやすくなります．待機手術の患者で52%が麻酔導入と覚醒において騒音を感じており，16%が苦痛であったという報告もあります．騒がしい手術室では適切なBIS値に到達するのに，高用量のプロポフォールが必要だったそうです．

　その他に，予期せぬ高強度音により身体は自律神経や内分泌系のストレス反応を引き起こします．慢性的な騒音曝露は，血圧上昇，心筋虚血，早期の死亡を含む循環器系の罹患率の増加と関連し，中等度の慢性曝露は，随意運動や思考力，注意力，記憶力を妨げます．麻酔科医で精神能力や短期記憶の悪化が観察されたという研究もあります．84%の麻酔科医が騒音は麻酔業務にネガティブな影響を及ぼすと感じています．

＊音楽は騒音でしょうか？
　ある種の音楽には，ストレスを緩和する効果があります．しかし，手術室での音楽については賛否両論あります．環境因子や個人の嗜好，業務内容や音楽への反応性などにより，落ち着くものから苦痛なものまで様々です．多くの麻酔科医において，音楽が注意力や集中力などを低下させており，78%の麻酔科医が嫌いな音楽で気が散るようです．

＊もう一つの騒音の原因であるスタッフ間の会話は？
　不十分な会話はコミュニケーションエラーの原因となります．必要最小限かつ簡単明瞭な発言を日頃から練習しておくことで，危機的状況下でも不適切な会話を最小限にすることができます．スマートフォンのアプリに騒音計があります．試してみると大きな声での会話は軽く100dBを超えます．お試しあれ．

 Katz JD: Anesthesiology. 2014; 121: 894.

File No. 40 Music or Silence?

こちらの手術室ではヒップホップ，隣は J-POP，その向こうはクラシック．手術室で音楽がかかっているのはもうお馴染みの光景です．ある調査によれば，62～72％の手術室で音楽がかかっていて，流される音楽は大体の場合執刀医によって選ばれているそうです．そして約 80％のスタッフは，音楽が手術チームの間のコミュニケーションを改善し，手術の効率を上げることに役立っていると考えているそうです．

＊患者さんが起きているような局所麻酔下の手術の場合には，術前訪問で好みの音楽をあらかじめ聞いておき，入室前からその音楽をかけるようにしている病院も多くあるでしょう．

　実際，局所麻酔でも全身麻酔手術の患者でも，人をリラックスさせると言われる 60～80 bpm の音楽は，術前の心拍数を抑えるのに鎮静薬のミダゾラムより優れた効果があるとも言われています．

＊しかし，いいことばかりではありません．音楽が，術者の聴力にどのような影響をもたらすかを調べた研究があります．

　それによると，音楽を聴きながらの手術では，音のない静かな手術に比べて，術者の聴力が低下したそうです．ボリュームの程度にもよると思いますが，手術室内でのコミュニケーションに重要な聴力の低下は由々しき問題です．

　歌詞のついた音楽と，器楽曲では気の散り方が異なると思われますし，曲の内容や音量が手術効率にどのように影響するか，興味深いところですが，残念ながら今のところそのような研究は見当たりません．

＊手術室で優先されるべきことは患者の安全です．

　その音楽が執刀医の手術のパフォーマンスをよくするものであっても，

その他のスタッフの気を散らせたり，患者を不安にさせたりするものであってはいけません．モニターやアラーム音が聞き逃されることのないよう，また必要なコミュニケーションが阻害されることのないようにボリュームには配慮し，患者さんへの音楽の良い効果が最大限生かされる環境が望まれます．

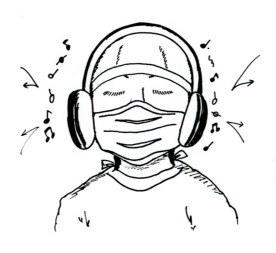

手術の中断

　手術が予定通り順調に行われていた時，院内 PHS が突然鳴り響きました．外回りの看護師が応対したところ，病棟看護師から術者に入院患者への指示を要請する内容でした．術者に内容を説明し，術者から指示をもらい，病棟看護師に伝えました．その間，術者の手は止まったままでした．

作業を中断させたり注意を散漫にする事象が有害な結果を招く可能性があることは，航空機の運航や原子力発電所などで知られていますが，手術室ではどうなのでしょうか．術者の手が止まっているので大丈夫なのでしょうか．

＊**手術室では，全方位的かつ細心の注意力が求められます．一方で，注意を外にそらしたり，作業を中断させる事象がたくさん存在します．**
　中断により，必要な措置ができなかったり，有害事象が生じたり，手術時間の長時間化，安全チェック不足によるミスの誘発などから，効果的な手術ができず患者が危険に曝されることになります．

　手術を中断させたり，集中力を切らすことになると思われる事象が，どの程度発生するか調べた報告があります（表）．803 件の手術（平均手術時間は 1 時間 23 分）で，1 件あたり 12.35 回の中断があり，1 時間あたり 9.82 回だったそうです．手術室での作業中断の最大の原因は，設備故障による中断（平均 6.70 回）と手術室環境に関係した中断（平均 6.11 回）でした．最も頻繁に見られた事象は，手術室の人の出入り，電話またはポケットベルの呼び出し音，無関係なコミュニケーションでした．

*これらは，日頃手術室で良く見かける風景ですが，手術の手が止まる原因になっていることがわかりました．

　ポケットベルは無くなりましたが，今では手術室には常時手術チームのPHSが5～6台並べられていて，頻繁にどれかが呼び出し音を発しています．外回りの看護師が応対して術者に取り次いでいますが，その都度確かに手術の手が止まりますし，手術装置のフットスイッチがどこにあるか探したり，不足する器材がなくて探しに行ったりすることもあります．

　一方，手術室への出入りの頻度が高かったのですが，中断には影響しないようでした．

***手術が中断なく進行することは理想でしょう．しかし，注意力・集中力は長時間持続するものではありません．**

　"緊張の緩和"．桂枝雀ではありませんが，手術の進行に支障ない程度の会話も必要かもしれません．しかし，機器の故障や装置の位置，医療材料を含めた器具の不足などがないよう努力する必要はあります．

表　手術中断の原因と思われる事象

- 手術室への人の出入り
- 電話またはポケットベルの呼び出し音
- ラジオに関連した注意を散漫にする要素（例えばラジオの大きい音や雑音）
- 症例に関係のない会話：外科医，麻酔医師，手術室看護師，その他のスタッフ
- 設備：装置がない，機能しない，フットスイッチの位置など
- 資器材：不足
- 手術手技：外科処置に固有の注意を散漫にする要素：学生教育，迅速病理検査の結果待ち
- 画像モニター前後での人の移動

文献　Antoniadis S: J Surg Res. 2014; 188: 21.

File No. 42 説明と同意と録音

　全身麻酔の説明をするために，麻酔の術前外来に患者さん本人と両親に来ていただきました．自己紹介の後に，説明をしようとした時に，父親が無断で録音をしようとしています．後で紛争になった場合，説明の不備を責められたり，不用意な一言を咎められるのではと，思わず身構えてしまいます．

世の中の医療不信が背景にあるのかもしれませんが，患者さんにとっては，これから受ける治療の内容を十分理解して手術を受けるかどうかを決めたり（患者の自己決定権），家族や知人と相談したりするための手段でもあります．医療側も慣れないせいか，不快に思う人がいるかもしれませんが，民事裁判では，無断で録音したものでも法的証拠となります．

　手術を受ける患者さんの中には，何回も経験している方もいますが，多くは初めての経験であり，しかも日常生活が入院で突然中断され，長期予後など健康についての不安，家族のこと，経済的なことなどなど心理的ストレスにさらされています．このような状況で説明を受けても，精神的動揺で患者さんの頭の中は真っ白．一度の説明で全てを理解するのは困難で，ややもすると患者さんに都合の良いことだけが記憶に残りがちです．在院日数が短縮化されている状況では，術前に何回も説明している余裕が現場にはありません．

　手術前の説明は，医療者と患者が情報を共有して，患者が理解した上で最善の治療が行われることを目的としています．そのために，こちらから一方的にするのではなく，患者さんがわからないと思う点があれば，医療者は何度でも説明するといった"対話"が求められています．

＊しかし，説明の後で，"何かご質問はありませんか？"と尋ねると，多くの患者さんは，"何を聞いたらいいのかわかりません"とか"ま

な板の上の鯉です．全てお任せします"といった返事をします．
　特に麻酔科医は，術前の患者さんとの接触時間は非常に短いため，十分なコミュニケーションをとることが難しいこともあり，なかなか"対話"にはなりません．しかし，録音された内容を聞きなおしてもらえれば，複数回の説明の役割を果たすことになります．ただ，検査データや，画像を示しながら説明するので，それらは録音できませんから，聞き直しても十分に理解してもらえるか，若干の不安は残ります．

＊患者さんから録音の希望があれば，"後で聞き直して，わからないことがあれば遠慮なく質問してください．"と声をかけて録音してもらいましょう．
　ただしその際には，患者さんと同じ情報を記録しておくという意味で，こちらも患者の了解を得て同時に録音しましょう．そのためにも，録音装置をこちらでも常備しておく必要がありそうです．

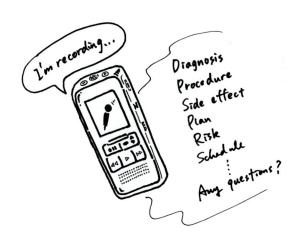

File No. 43 予防接種したばかりですが…

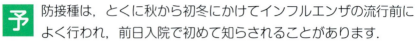　防接種は，とくに秋から初冬にかけてインフルエンザの流行前によく行われ，前日入院で初めて知らされることがあります．

　予防接種のワクチンは生体にとっては異物であり，生体は免疫機構を動員して抗体を産生し，病原体に対する免疫を獲得するわけです．しかしその過程で，生体反応としての種々の副反応がみられることがあります．一方，手術侵襲や麻酔により免疫能が抑制されることから，理論的にはワクチンにより抗体を産生するべき時期に麻酔や手術を受ければ，抗体産生が不十分となるかもしれません．副反応が生じた場合，生体はストレスにさらされ免疫機構に変調をきたしている状態ですので，このような時期に麻酔や手術が行われると，副反応が増強したり，生ワクチンではその感染症を発症する可能性があります．

＊予防接種による副反応は

　不活化ワクチンでは，接種直後から24時間以内，遅くとも48時間以内に，局所的には注射部位の発赤，硬結，疼痛などが，全身反応としては，アナフィラキシー，蕁麻疹などのアレルギー反応，発熱およびそれに伴う熱性痙攣，脳症などが出現するものです．

　一方，生ワクチンでは，局所症状は不活化ワクチンと同じですが，全身反応として蕁麻疹などのアレルギー反応，発熱およびそれに伴う熱性痙攣，脳症，弱毒化したウイルスによる感染症状などが，多くは1～2週間（ほとんどは3～4週までで，24時間以内の発熱はまれ）に発現します．

　従って，副反応の増強や生ワクチンによる感染症の発症を回避するために，手術・麻酔は，生ワクチンなら接種後3～4週間程度，不活化ワクチンでは接種後2週間程度あけることが望ましいとされています．しかし，ヨーロッパでの調査によりますと，多くが生ワクチン接種後1週間以内に手術が行われているようです．

*麻酔・手術による各種免疫マーカーへの影響は一過性で，数時間から数日間で元に戻ります．

それならば，副反応が見られる時期だけ麻酔・手術を避ければよいので，生ワクチンでは3週間（21日間），不活化ワクチンでは2日間ということになります．

*では，手術後の予防接種はいつ頃から可能なのでしょうか？

一般的には麻酔や手術による免疫の抑制から十分回復してから予防接種をうけることが理想的と考えられるために，小手術で2週間，大手術で4週間程度間隔をおきます．周術期の免疫系の影響は数日以内の短期間で回復するので，1週間でも可とする意見もあります．

生ワクチン：
　ポリオ，麻疹，風疹，麻疹風疹混合（MRワクチン），BCG，流行性耳下腺炎，水痘
不活化ワクチン：
　三種混合ワクチン（ジフテリア，百日咳，破傷風），インフルエンザ，日本脳炎，B型肝炎，肺炎球菌，インフルエンザ菌b型（Hib）ワクチン

File No. 44

PONVと喫煙

患者さんにとって，術後の悪心・嘔吐（postoperative nausea and vomiting; PONV）は，不快であり，早期離床を妨げ，患者さんの満足度を著しく損ないます．成人のPONVの発生頻度を高める危険因子，修飾因子としては，①女性，②非喫煙者，③PONV歴や車酔い，④揮発性麻酔薬使用，⑤亜酸化窒素使用，⑥手術中～後のオピオイド使用，⑦手術時間，⑧手術の種類があげられます．

＊なぜ喫煙とPONVが関係してくるのでしょう？

　タバコは，60%のガスと40%の微粒子の複合体です．ガスの部分は，ホルムアルデヒド，一酸化炭素，一酸化窒素，シアン化水素などで構成されます．微粒子はおよそ3,500種類の物質からなりますが，主要なものはアルカロイド（ニコチン）です．微粒子の中で，アルカロイドと水分を除去したものがタールです．

　さて，大部分の薬剤はチトクロームP-450（CYP）を介した酵素経路で代謝されます．この酵素活性は，人種・性別・個人間で異なります．揮発性麻酔薬もオピオイドもこの酵素で代謝されていきます．タバコのタールの中にはPAHs（poly-aromatic hydrocarbons）という物質が含まれていて，これがCYP1A2の酵素誘導をもたらします．その結果，喫煙者では薬剤の代謝が早くなり，麻酔薬やオピオイドによるPONVの発生が少ないという報告があります．しかし代謝が早くなるということは，鎮静や鎮痛のために薬剤量が多くなり，PONVの発現が増えてきそうにも思われます．

＊薬剤がCYPの酵素活性に影響を及ぼすことは薬物相互作用としてよく知られています．

　たとえば，シメチジンは非特異的に阻害しますが，特にCYP3A4とCYP2D6に対して強い阻害効果があります．マクロライド系抗生物質

はCYP3Aを阻害します．これらの薬剤が投与される場合，併用される薬剤の薬物動態が影響を受け，効果が増強したり，減弱したりします．

＊さらに，薬剤だけでなく多くの食品に含まれる物質も酵素活性に影響を及ぼします．

　薬剤との相互作用でよく知られているものにグレープフルーツジュースがあります．グレープフルーツジュースに含まれるナリンジン，フラノクマリン，オキシソラレンなどがCYP3A4を強く阻害するため，薬剤の代謝を遅らせることがあります．アルコールは，ほんの一杯でもCYP2E1を誘導します．キャベツ，カリフラワーなどに含まれるphen-ethyl isothiocyanateはCYP2E1を阻害し，indole-3-carbinoleはCYP1A2を誘導します．唐辛子のdihydrocapsaicinもCYP2E1を阻害します．

　喫煙を推奨することはできませんが，術前に食べるものでもPONVに影響するかもしれませんね．

File No. 45 手術の間に麻酔が切れることはないのですか？

　患者さんに全身麻酔の説明をするときに，このように聞かれることがあります．そういう場合，患者さんは全身麻酔を，「最初に麻酔の薬を注射してそれが手術の間中効いている」と想像していることが多いようです．質問には，「手術の間はずっと点滴や空気に混ぜて麻酔の薬を投与するので，途中で切れることはまずありません」と，お答えしています．

　しかしこの答え，"絶対にない"と言い切ることはできません．実は全身麻酔の手術中に意識があり，その間のことを覚えている人がいます．"術中覚醒"です．

　手術中の患者さんは，筋弛緩薬が効いていて力が入らない状態です．目が覚めているのに身動きも息をすることもできず，メスで体を切られることを想像すると…．残念ながら，このようなことが実際に起こっているのです．ある調査では，全身麻酔を受けた人のうち，0.1〜0.2％で術中覚醒があったという結果でした．1,000人のうち1〜2人で起こっていることになります．また，はっきりした記憶がある場合と，意識はあっても記憶に残らない場合とがあり，後者のほうがかなり多いとされています．つまり，覚えていないだけで，私たちが思っているよりはるかに多くの人で，手術中に意識がある可能性があるということです．さらに，手術の直後は覚えていなくても一週間以上経ってから思い出す場合や，心的外傷後ストレス障害（PTSD）を引き起こし後々まで苦しむこともあります．

＊不注意などによるヒューマンエラーで，麻酔薬の投与が不十分になることが術中覚醒の大きな原因です．

　麻酔薬の補充を忘れていた，シリンジポンプの操作を間違えたなどのミスが重大な結果を招きかねません．また，手術の種類や患者の状態によって，術中覚醒を起こしやすいことも知られています．心臓血管手術，

産科手術,外傷性ショックなどの手術に多く,より重症の患者では,鎮痛薬や鎮静薬の投与を減らさざるを得ないために起こりやすいと言われています.

＊では,手術中の患者さんに麻酔が適切に行われているかを知るにはどうしたらよいのでしょうか.

　まず,患者さんのバイタルサインに注意します.意識がない状態でも体が痛みや苦しさを感じたら,血圧や心拍数が上昇することもあるので,鎮静薬や鎮痛薬を調節して対応します.吸入麻酔薬を使う場合,呼気の麻酔ガス濃度を測定するのも良い方法と言われています.BIS モニター(⇨ 46 BIS モニター)も有効です.しかし,これらの方法でも術中覚醒をすべて防ぐことはできないのが現状です.

　実際に術中覚醒が起こってしまった場合には,精神的な影響を最小限にとどめるよう術後に積極的なサポートを行います.PTSD を発症した場合には精神科を受診し,薬物療法や認知行動療法などの専門的治療が必要です.

＊今後,モニターや麻酔方法の進歩で確実に術中覚醒を防げるようになるかもしれません.

　しかし,今のところは予防に努めるほかないようです.手術中には,術中覚醒の可能性を常に意識して,患者さんに関する不用意な発言を慎むことが必要です.

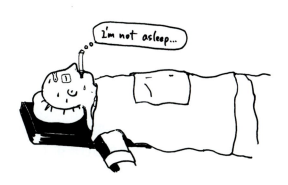

File No. 46

BIS モニター

　1990年代に，脳への麻酔効果，特に麻酔薬の鎮静効果を定量化することで麻酔深度が測定される装置がAspect Medical Systems社によって開発されました．

　このモニターでは，独自の脳波パラメータであるバイスペクトラルインデックス（bispectral index；BIS値）が表示されます．覚醒時，麻酔効果が無い状態では95～100の値を示し，鎮静が深まるにつれて値が小さくなります．全身麻酔下での手術では40～60が適切とされ，脳波活動の認められない状態では0（ゼロ）です．

＊なぜBISモニターが必要なのでしょうか？
　BISモニターが登場する以前は，全身麻酔時の意識状態の評価には，血圧，脈拍，発汗，瞳孔径といった指標が用いられていました．また，吸入麻酔薬では，最小肺胞内濃度（MAC）を基準とした投与濃度が，静脈麻酔薬では効果部位濃度などが指標とされてきました．しかし，麻酔科医の経験や主観などによって左右されたり，患者さん毎に麻酔薬の感受性が異なったりするので，意識状態を的確に評価する指標としては信頼性に乏しいものでした．
　ところがBISモニターにより，麻酔状態がある程度客観的に評価できるようになりました．BIS値を指標にすることで，麻酔薬の投与量を患者さん毎に調節することができるようになり，過剰投与がなくなることから覚醒までの時間が短縮されたり，術後回復室滞在時間の短縮などに有用であることが続々報告されています．

＊麻酔薬に対する感受性の低い患者さんの場合，平均的な麻酔薬投与量では手術中に麻酔から覚醒する危険性があります（⇨ 45 術中覚醒）．
　術中覚醒のリスクが高いとされている，帝王切開手術，高リスク心臓

外科手術，外傷，挿管困難など約2,400名の患者さんを対象にした研究では，特に全静脈麻酔において術中覚醒を防ぐのに有用なことが示されました．一方，0.7 MAC以上の吸入麻酔薬呼気濃度で維持した場合には，BISによる管理の場合と比較して術中覚醒の発生には有意差がなかったという報告もあります．ところが，後者の研究のうち，心臓手術患者460例を3年追跡し長期予後をみたところ，BIS＜45の時間が長いほど予後は悪く，死亡率にも有意差を認めたという，ショッキングな報告がなされました．

　そのメカニズムはさておき，麻酔が深すぎても，長期的には患者さんに不利益をもたらすことが分かったのです．周手術期は患者さんにとっては短時間の出来事かもしれませんが，長期的に見ると，適正な麻酔状態の維持が大切であることが，この研究結果から示されたのです．

＊麻酔薬以外にも筋電図，ペースメーカー，温風式患者加温器などのノイズ，不十分な筋弛緩，不十分な鎮痛が脳波やBIS値の算出に影響を与えることがあるので，BISモニターの使用にあたって注意が必要です．

　BIS値は，あくまでもメーカ作成のアルゴリズムに基づいて計算された数値であり，絶対的なものではありません．BIS値だけではなく，脳波波形，Spectral Edge Frequency（SEF）なども参考にしながら，適正な麻酔・鎮静状態を維持することが大切です．

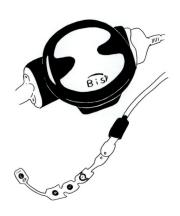

File No. 47 プロポフォール静注症候群 (PRIS)

プロポフォール静注症候群（PRIS; propofol infusion syndrome）は，時間当り 4 mg/kg 以上または 48 時間以上の投与によって生じる可能性のある，稀ですが致命的な症候群です．しかも，麻酔中の3時間の少量投与でも発症したという報告もあります．小児での発症が最初に報告されましたが，その後成人の重症患者での発症も報告されています．

臨床所見として，代謝性アシドーシス，横紋筋融解とそれに伴う高カリウム血症と急性腎不全，高脂血症，肝腫大・脂肪肝などを伴い，急性の難治性徐脈から心停止に至ります．その他，急性心不全を伴う心筋症，ミオパチーなども見られます．また初期症状として，心電図で右脚ブロックと V_{1-3} 誘導にて coved 型の ST 上昇（ブルガダ型心電図）を呈することもあります．

危険因子としては，酸素運搬能の低下，敗血症，重症脳障害，カテコラミンやステロイドの投与，プロポフォール大量投与，ミトコンドリア異常などが挙げられています．

* PRIS は，プロポフォールの長時間・高用量投与で起きますが，すべての患者に発症するわけではありません．

病態は不明な部分が多く，他の多くの条件・因子が絡み合って発症すると考えられています．何らかの遺伝的要因を有する患者さんにプロポフォールが投与されると，ミトコンドリアの機能障害が生じ，ミトコンドリア内での ATP 産生能が低下し，TCA 回路の機能低下からピルビン酸が乳酸に変換され乳酸が増加します．一方，遊離脂肪酸のアシル-CoA への変換をプロポフォールが阻害することから脂肪酸の酸化や ATP 産生が阻害されます．その結果，心筋および骨格筋内のエネルギー（ATP）不足から筋障害を生じて PRIS が発症するとされています．

* **治療は血液浄化を含めた対症療法しかありません．**

　プロポフォールは分布容積の大きな脂溶性の薬物のため，血液浄化による除去効果はあまり期待できませんが，乳酸や中性脂肪がある程度除去されます．筋融解などが始まると死亡率は高くなるため，疑われた場合にはプロポフォール投与を直ちに中止するなど予防が重要です．また，脂質代謝を抑制するために炭水化物の十分な投与（6～8 mg/kg/min）も必要です．

* **現在の全身麻酔は，プロポフォール無しでは行えないと言っても過言ではありません．**

　PRIS は ICU で発症すると考えられていましたが，手術中にも発生する可能性がわかりました．使用前に，脂質異常症，肝機能障害，高乳酸血症，ミトコンドリア病の有無を確認しておくことも必要です．麻酔中には，尿の色調，心電図の変化（不整脈，右胸部誘導での Brugada 様 ST 上昇出現），動脈血ガス分析時の代謝性アシドーシスや乳酸値などに注意しましょう．

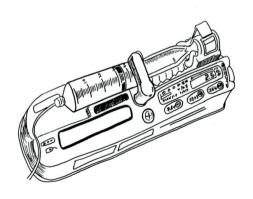

 Kam PC, Cardone D: Propofol infusion syndrome. Anaesthesia. 2007; 62: 690-701.

File No. 48 外傷患者の緊急手術

A. 術前評価

　患者到着前の救急隊員からの必要最小限の情報（受傷機転，年齢，GCS スコア，バイタルサイン，到着予定時間など）を入手し，必要な器材の用意と作動確認を行います．特に，気道確保目的で，使用方法に精通した各種気道管理用資器材（喉頭鏡，ビデオ喉頭鏡，エアウェイスコープ，気管支ファイバースコープ，ガムエラスティックブジーなど）や外科的気道確保である輪状甲状間膜穿刺キットなどは必ず用意しておかなければなりません．

　到着と同時に，Primary survey により危機的状況を把握し，モニタリング，各種検査と同時に気道（A），呼吸（B），循環（C）の蘇生を開始します．A・B・C の安定を確認後，Secondary survey をします．この時点で病歴（SAMPLE）を聴取し，麻酔導入時の誤嚥防止や周術期管理の参考とします．周術期管理が困難な場合，他院転送も考慮しましょう．

　十分な患者・家族への説明は困難です．気道確保や麻酔，輸血などの必要性と危険性，代替性のないことや，現在の状況と今後の推移を含め可能な限り説明して，同意を得ます．

B. 術前準備

　大量出血では血液製剤投与が必須で，異型適合血輸血も含めた院内在庫を確認します．

C. 麻酔導入

　重症外傷などの気道確保は，救急室などで行われることが多く，誤嚥の危険性を十分認識しておきましょう．確実な気道確保は気管挿管です．意識下挿管や自発呼吸を温存した挿管もあるが，非協力で暴力的なことが多いため，迅速導入（RSI; rapid-sequence induction）が用いら

れます．頭側挙上位で十分に酸素化し，輪状軟骨圧迫，頸椎保護などの施行下に行います．

　導入には，プロポフォール（1 mg/kg）や，脳圧亢進・眼圧亢進はないが循環動態が不安定という場合にはケタミン（1～2 mg/kg）を静注します．ロクロニウム（1.0～1.5 mg/kg）静注で筋弛緩を得，呼吸停止後介助者による輪状軟骨圧迫（⇨ 52 輪状軟骨圧迫）下に気管挿管しますが，チューブが気管内にあることが聴診やカプノグラフで確認されるまで圧迫を継続します．挿管操作が失敗した場合，輪状軟骨圧迫下にマスク換気を行い，再試行や他の手技で気管挿管します．気管挿管やマスク換気ができない場合には，筋弛緩状態を拮抗して自発呼吸を再開するか，声門上器具や外科的緊急気道確保を行います．予定手術と異なり，緊急手術では，挿管できないと言って手術を中止することができません．気道確保は必須なので，どのような手段を使ってでも確保します．陽圧換気開始後には，緊張性気胸の有無を必ず確認します．

D．術中管理

　上記 A・B・C の維持のため，血液ガス分析や血算，凝固・線溶系検査結果から，異常値を補正し，危機的大出血には異型適合血や急速輸液ポンプを使用します．後者の使用に際しては，16～18 G で静脈路を確保し，必ず血液加温装置を併用します．体温管理を温風加温器で行い，定期的抗菌薬投与による感染対策も必要です．

E．術後管理

　意識レベル低下や喉頭浮腫が疑われる場合には，術後にも気道確保が必要で，覚醒させずに人工呼吸を鎮静下に継続します．抜管する場合，ロクロニウムの筋弛緩効果をスガマデクス（2～4 mg/kg）で拮抗し，十分な換気量・回数，覚醒などの確認後に抜管します．術後鎮痛の配慮も必要です．

文献　横野　諭：緊急麻酔法．今日の治療指針，医学書院；2014：p98．

File No. 49 吸引パワー

　麻酔の導入や覚醒時には，吸引が必ず準備されているはずです．特に，フルストマックや気道出血の緊急気道確保のときなどは，吸引の準備が無くては始まりません．ところが，その吸引力が弱くて，イライラしたことはありませんか？

　麻酔科医として"吸引"に望むものは，①胃内容物や血液のようなものが，咽頭に入りこむ速度よりも早い速度（流量）で吸引して取り除くことができること，②挿管操作の時間を長引かせずに，声門から物質を除去する吸引力があることです．

＊実際には麻酔科が使っている吸引にはどの程度の吸引力があるのでしょうか．

　壁面アウトレットからの吸引は医療用ガスの1つで，陰圧医療ガスになります．中央配管には吸引ポンプ，除菌フィルター，リザーバータンクが配置されていて，配管内の空気を吸引ポンプで屋外に排出し，陰圧にすることで供給されています．

図1　吸引圧カスケード（APSF Newsletter, 2015）

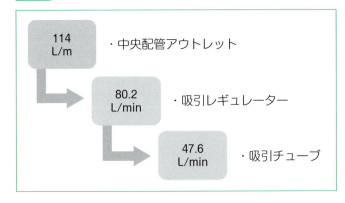

ISO では，吸引力の基準を最低 20 L/min，JIS 規格では，開放状態での吸引の配管端末での流量は 40 L/min（0 度，1 気圧下）以上と規定されています．吸引アウトレットのコネクタ部の最大気流が 114 L/min だったとします．壁面から麻酔器まで約 4 メーターの長さのホースで麻酔器の吸引レギュレーターに接続された時点で，吸引力は 80.2 L/min に減少してしまいます．更に，調節装置，トラップ，採集用キャニスター，吸引チップなどにより，次々と流量が低下し，先端では 47.6 L/min となります（図1）．

* レギュレーターで吸引力を調節します．
　例えば胃管の吸引では，胃粘膜を保護する目的で吸引力を下げて使いますし，新生児の気管内吸引でも強い陰圧は避けます．しかし，麻酔の導入と覚醒時には強い吸引力が必要ですが，吸引回路の抵抗があるため，最終的に液体を速やかに除去できるほどの十分な陰圧と気流が保たれていないかもしれません．

* 吸引力の確認
　昔から吸引の先端が手のひらや親指に吸着するかどうか（吸引管が補助なしで指にひっついていれば OK！）で評価されてきました．残念ながら，これはあくまでも吸引チューブの重量を支えることができる吸引力を証明しているにすぎません．ある研究によると，約 2 m のチューブ（重さが 100 g）を手に吸着させて持ち上げることのできる力を測ると，−97.7 mmHg で，この吸引力では水を 2.88 L/min で吸引することができましたが，非常に濃い粘液分泌物に見立てた油の場合は 0.06 L/min しか吸引できなかったそうです．さらにレギュレーターを最大陰圧にした場合，空気の最大流量は 47.6 L/min で，水の流量が 3.93 L/min，高粘度液体では 0.18 L/min でした（図2）．
　ちなみに，水の粘度を 1 とした場合，37％の正常ヘマトクリットの血液の粘度は 3〜6，胃液の粘度は 75〜230，痰の粘度は 150〜15,000，研究に用いた油の粘度は 650〜900 でした．

図2　吸引圧と吸引量（APSF Newsletter, 2015）

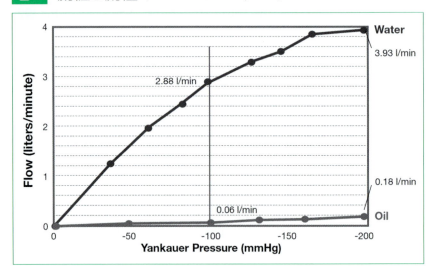

＊残念ながら，壁面の吸引アウトレットから上記のように空気流量チェックをしても，満足な体液の吸引を約束するものではなさそうです．

　吸引圧のガイドラインと呼べるものは残念ながらありませんが，昔物理で習った"ハーゲン・ポアズイユの法則"が役立つかもしれません．この法則は，「ある流体が一定時間に管の中を流れる量は，管の半径の4乗と管の両端の圧力勾配に比例し，流体の粘度と管の長さに反比例する．」というものでしたね．この法則によれば，吸引システムの流量設定を最大にしておくこと，できる限り口径の大きい吸引カテーテルを使うこと，吸引ホースを短くすることで，吸引の際のストレスを少しは減らすことができます．

　最後に，吸引カテーテルの先端を詰まらせるものがないこと，早く吸引して取り除きたい液体の粘度が低いことを祈りましょう．

文献　APSF Newsletter. 2015; 29: 58.

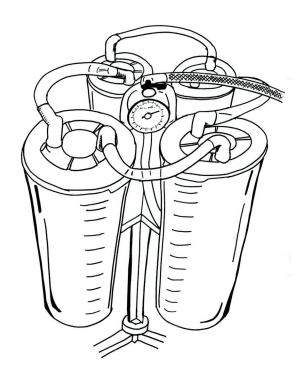

File No. 50 出血 !? のピンチヒッター

2013 年10月，新たな代用血漿剤が日本においても使用できるようになり，輸液・輸血療法に大きな変革がもたらされようとしています．

A. **今まで使われてきた代用血漿剤であるヒドロキシエチルスターチ（ヘスパンダー®，サリンヘス®）**：添付文書上『効能・効果』が大量出血に限られていたため，相当量の出血をした場合にしか使用できませんでした．しかも，投与量も 20 mL/kg と制限があって 1,000 mL（2本）ほどしか使えず，また低分子量（70 kDa）のため代謝・分解が速く，2時間程度しかその効果は持続しませんでした．

B. **新規スターチ製剤ボルベン®**：まず『効能・効果』が"輸血の代用（ピンチヒッター）"とも言える大量出血から，"循環血液量の維持"という通常の輸液製剤と同様の効能書きに変更され，出血が大量とならなくても通常輸液（晶質液；ヴィーンF®やビカーボン®など）の代用として血圧低下時などに利用できます．用量も 50 mL/kg までと増え，継続あるいは追加投与として使いやすくなりました．
　スターチ製剤には，分子量/置換度/C2/C6 が表記されています．ボルベン®は 130/0.4/9，ヘスパンダー®・サリンヘス®は 70/0.55/4 です．ボルベン®は，中分子量（130 kDa）であるだけでなく，C2/C6 比（ヒドロキシエチル基がついている炭素原子位置の割合）が高いため分解が遅く，持続時間がより長く（4時間）なりました．

C. **置換度**：アミラーゼによる分解を遅らせるために置換されているヒドロキシエチル基の割合のことで，大きいほど分解が遅くなります．ボルベン®は，C2/C6 比が高いけれども置換度が低いので，持続時間はヘスパンダー®やサリンヘス®より長いものの，体内蓄積は少

なく副作用が少ないと期待されます．

＊一般にスターチを代表とする代用血漿剤は，腎機能障害と凝固障害という二大副作用が問題とされています．

しかし，ボルベン®は，通常輸液剤と比べて腎機能の悪化がなく，Cochran 分析によると，敗血症患者以外では腎機能の改善が見られました．置換度が低いためとされています．凝固異常は分子量に比例するので，ボルベン®で発生しやすいのではと危惧されるところですが，臨床使用量の範囲内では問題とならないようです．しかし，安全性が高まったとはいえ，透析患者と頭蓋内出血患者への使用は禁忌であり，重症敗血症患者に使用した場合，死亡リスクが増加したり，腎代替療法を要する割合が増加したとの報告もあり，注意が必要です．

輸液計画の際に，出血量の多寡にかかわらず晶質液を減らして，積極的にスターチ製剤を取り入れることが提唱され始めています．

料理でとろみをつけるために加えるコーンスターチですが，あなたの今日の輸液レシピに加えてみてはいかがでしょうか？

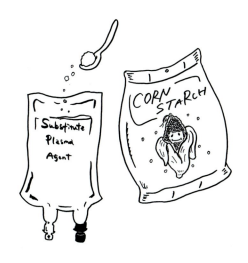

| File No. 51 | "トラネキサム酸を頂戴な" |

　CRASH-2（Clinical Randomisation of an Antifibrinolytic in Significant Haemorrhage）というトライアルが，「トラネキサム酸は，外傷患者の止血に有効か？　その死亡のリスクを下げるか？」という仮説に対して世界の40カ国にわたって行われました．

トラネキサム酸を，10分間で1gを静注し，さらに引き続き1gを8時間で持続投与したところ，主に出血による死亡リスクを有意に低下させることが示唆されました．また，血栓症のリスクの増加もありませんでした．受傷3時間以内の投与で効果があり，抗プラスミン作用によって線溶亢進による出血死を防止するというものでした．

＊トラネキサム酸は，1962年に神戸大学の岡本彰祐博士らによって発見され開発されたもので，この日本発の抗プラスミン薬は今でも臨床現場で使用されています．

　外傷などで血管が損傷すると出血するわけですが，たちまち損傷部位に血小板が集まって，互いにくっ付いて凝集します（一次止血）．それに並行して，血液凝固系が活性化してフィブリンが産生され，血小板周囲にフィブリン網が形成されて止血凝固が強化され，二次止血が終了します．生じた血栓は，線維素（フィブリン）溶解（線溶）反応により溶解されて損傷血管や組織の修復が完了します．

　線溶は，プラスミンによって，フィブリン血栓の形成に引き続いて開始されます．線溶には，"一次線溶"と"二次線溶"があり，"一次線溶"は，フィブリン血栓形成とは関連なく線溶系の活性化が惹起されるもので，"二次線溶"は，フィブリン血栓によって，これを除去するために発動する線溶反応です．

　組織が障害されると，組織プラスミノゲン活性化因子（tPA）が放出され，フィブリン上に結合します．また，tPAの基質となるプラスミ

ノゲンもフィブリン上に結合します．つまり，フィブリン血栓上で線溶反応の主役であるプラスミンがうまく作られることになります．

＊**トラネキサム酸は，プラスミノゲンのフィブリン結合部位に作用して，プラスミノゲンがフィブリン血栓と結合するのを妨害し，血栓上でのプラスミンの生成を阻害します．**
　トラネキサム酸と結合したプラスミノゲンは，血中から消失しますが，プラスミンそのものの酵素活性を阻害しているわけではありません．トラネキサム酸の投与後は，プラスミノゲンが回復するまで抗線溶作用は持続します．

　CRASH-2 Trial のホームページ（http://www.crash2.lshtm.ac.uk）には，標題の内容の歌がコーラスで紹介されています．"出血を止めてくれませんか，トラネキサム酸を頂戴な，出血を止めてくれませんか，それをすぐに頂戴，ねえ先生…"続きは，YouTube（www.youtube.com/watch?v=GHoJ92PL56w）で，どうぞ．

File No. 52

輪状軟骨圧迫

麻 酔導入の時や意識が消失した時に，胃内容などの逆流が気道に流れ込むことを防ぐために，輪状軟骨を圧迫する手技がSellick（セリック）の手技または輪状軟骨圧迫です．意識消失と同時に輪状軟骨を圧迫し，気管挿管とカフの膨張が完了するまで圧迫を継続します．押す力は30N（約3kg）．茹で玉子の殻を壊さない程度の強さです．

＊**輪状軟骨圧迫は，正確に行われてはじめて胃内容の受動的逆流が防止できます．しかし，現実はほとんど正しく行われていないようです．**

　甲状軟骨や気管軟骨は，背側に軟骨を欠くため，頸椎椎体との間で食道圧迫ができません．甲状軟骨を圧迫すると挿管そのものを困難にします．気管軟骨を圧迫すると，後方の膜様部から食道が気管内部に入り込み，換気を妨げることになります．また，輪状軟骨圧迫の過信は禁物で，圧迫しても食道が側方に移動するだけかもしれません．また過度の圧迫は，気管の圧迫変形の原因となり，換気を阻害して高い気道内圧が必要となります．挿管時の喉頭展開の視界を悪くして，逆流防止が不十分になることもあります．

＊**輪状軟骨圧迫の効果はほとんど証明されておらず，心停止患者に対しての輪状軟骨圧迫の効果を検証した報告もありません．**

　死体を用いた研究では，輪状軟骨圧迫により食道から咽頭への液体の流入を防止できることが示されているものの，全身麻酔患者では輪状軟骨圧迫によって逆流の頻度を減少させることはできなかったとも報告されています．輪状軟骨圧迫法により，胃膨満の予防，バッグマスク換気中の逆流と誤嚥のリスク低減は期待できても，換気が妨げられる可能性もあり，さらに，救助者に対してこの手法を使用するための適切な訓練を行うのは困難です．

＊**AHAガイドライン2010では，"心停止に対する輪状軟骨圧迫法のルーチン使用は推奨されない" と変更されました．**

File No. 53 口が開かない？

　術前に開口障害がなかった患者でしたが，全身麻酔の導入後に筋弛緩薬を投与し，十分筋弛緩効果が現れていることを確認して気管挿管するために口を開こうとしましたが，十分に開きません．1.5横指程度開いていたので，エアウェイスコープ®をなんとか挿入して，気管挿管ができました．手術が終了し，麻酔からの覚醒も円滑で筋弛緩薬を拮抗しました．驚いたことに，開口の指示で十分口が開きます．挿管の時の開口障害は一体何だったのでしょうか？

　口は，左右の下顎頭を回転中心とした蝶番運動により2 cmほど開きます．次に，下顎頭が前下方に滑走して関節結節を乗り越えて大きく口が開きます．下顎頭と関節窩の間には関節円板があり，その前部には外側翼突筋，咬筋，側頭筋の一部の線維が結合しています．外側翼突筋の収縮により関節円板は下顎頭の動きに協調しながら移動するので，円盤に障害がある場合，口が開かなくなります．

＊**なぜ，麻酔導入後に口が開かなくなるのでしょうか？**
　悪性高熱症，筋弛緩薬の効果不良，下顎張反射，咀嚼筋腱・腱膜過形成症，顎関節症などが挙げられます．
　不十分な筋弛緩状態では，効果が十分でなければ，下顎は蝶番運動により2 cmほどしか開きません．下顎張反射は，閉口筋〔咬筋，側頭筋，外側翼突筋（上頭），内側翼突筋〕の急激かつ一過性の他動的伸展により生じる閉口の反射です．いずれにしても筋弛緩効果の発現により口は開きます．
　咀嚼筋腱・腱膜過形成症は，側頭筋の腱や咬筋の腱膜が過形成することによって筋の伸展障害をきたすもので，顎関節に異常はありません．意識があると，咬筋・側頭筋の伸展障害があっても開口筋〔顎舌骨筋，オトガイ舌骨筋，顎二腹筋，外側翼突筋（下頭）〕の作用である程度開

口できていたのが，筋弛緩薬により開口筋が作用しなくなり口が開かなくなると言われています．

　下顎の前方・側方運動は制限されず，蝶番運動だけが阻害されているので，開口操作時に一旦下顎を前方へ突き出すようにしながら開口操作をしたり，マウスピース装着状態での開口操作で開口に成功するかもしれません．患者さんは，いわゆる"えら"の張った顔貌（square-shaped mandible）を持つことが多いようです．術前診察での開口障害の有無だけではなく，顔付きの観察も大切です．

＊顎関節症は，開口度の低下をきたす代表的な疾患です．

　顎関節症はⅠ型：咀嚼筋障害，Ⅱ型：関節包・靱帯障害，Ⅲ型：関節円板障害（Ⅲa：復位を伴う関節円板転位，Ⅲb：復位を伴わない関節円板転位），Ⅳ型：変形性関節症，Ⅴ型：Ⅰ～Ⅳ型に該当しないものと，障害部位により症型分類されています．多くが，術前から，顎関節痛と開口障害を伴うので，麻酔時の開口障害を予測できます．しかし，Ⅲb型では，下顎骨の蝶番運動はできますが，変位した関節円板が下顎頭の前方滑走を制限し，全く口が開かなくなります（クローズドロック）．筋弛緩薬は無効でとりあえず徒手的円板整位術をしてみましょう．患側大臼歯部を拇指で押さえ，下顎を下方に押し下げると共に健側に向けて回転させると，ロックが解除され関節円板が後方へ復位し，クリック音とともに一気に正常開口域まで回復します．

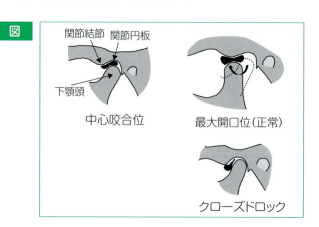

File No. 54

みえる，みえる，みえる

ビデオ喉頭鏡には，従来型の直視下で気管挿管を行う喉頭鏡に比べて様々な利点があります．特に挿管困難例に絶大な威力を発揮します．ビデオ喉頭鏡は，機能の違いにより世代分類することができます．

第1世代はマッキントッシュブレードにビデオ機能をつけたもの，第2世代はブレードに角度をつけて喉頭展開の必要を少なくしたもの，第3世代は気管チューブを気管内に誘導できる構造をもつものです．発売が比較的新しい，第1世代と第2世代のハイブリッドタイプのMcGrath Mac®，第3世代からエアウェイスコープ®を例にとって比較してみましょう．

A. McGrath Mac®

接続コードが不要で非常に小型なのが特徴．重量は200gと最も軽量なビデオ喉頭鏡です．間接視・直接視両方の挿管が可能です．前身のMcGrath 5は喉頭展開が不要でしたが，ブレードの彎曲が強く，挿管操作に問題があり，改造されました．結果的には初代のタイプに近いものとなりました．

B. エアウェイスコープ®

ブレード側面に気管チューブ溝があり，この溝にチューブをはめ込むことで声門に向かって誘導できるようになっています．画面にはターゲットマークがついています．

両者の利点としては，①マッキントッシュ喉頭鏡に比べ高率に声門が確認できること，②頭頸部の後屈が不要なため頸椎の可動制限がある場合も安全に挿管できること，③挿管介助者が画面を見ながら適切な介助が行えることなどがあります．

両者の欠点としては，①カメラレンズの曇り，②口腔内異物，分泌物，出血などにより視野が悪くなり挿管困難となってしまうこと，③より明瞭に声門は確認できるものの，気管挿管に要する時間が長くなる可能性があること，④価格が高いことなどがあげられます．

＊では，医療現場ではどのように選択されているのでしょう？

　マッキントッシュ喉頭鏡とMcGrath Mac®を比較した時，挿管困難例において声門の見え方はMcGrath Mac®の方が有意に良かったものの，挿管成功率に有意差はなく，挿管に要した時間はMcGrath Mac®の方が長かったとの報告があります．声門は明瞭に確認できても，気管チューブを誘導することが困難なためと考えられます．

- 麻酔科専門医や研修医によるアンケートでは，喉頭鏡挿入から挿管までの時間・歯牙の圧迫度・Cormack & Lehane分類の評価・手技の難度や緊張度のいずれについてもエアウェイスコープの方が良いようです．
- 気管挿管認定救急救命士によるアンケートでは，McGrath Mac®の方が，評価が高いようです．口腔内異物などで先端が塞がれた時も直視下で挿管できるところや，軽量で実際の救命活動現場で使いやすいところなどがその理由のようです．
- 一方，胸骨圧迫時の挿管では，エアウェイスコープ®の方が成功率が高いようです．声門及び気管チューブ，ターゲットマークがともに上下運動するため，胸骨圧迫中も気管チューブと声門の相対的な位置が変化しないためと考えられます．しかし，異物がある場合には，マギール鉗子の挿入が難しく，異物除去は難しいと思われます．

　気道のトラブルは重大な後遺症を残すことがあります．それぞれのメリットを考えながら適切に選択していきたいですね．でも，その前にそれぞれの器具の取り扱いに，慣れておかなくっちゃ．

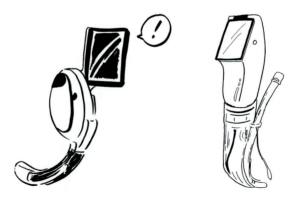

File No. 55 喉頭鏡の消毒

喉頭鏡は，毎日手術室で使われます．最近では多彩なビデオ喉頭鏡が開発され，気管挿管も安全にできるようになりました．それらを含め，喉頭鏡，特にブレードは単回使用のものもあれば再使用のものもあります．多くは後者が使われていると思いますが，その場合使用後の処理はどのようにしていますか？

＊喉頭鏡を使うと，患者の皮膚，粘膜，分泌物，血液などと直接接触して感染性物質が付着します．

再利用タイプでは，感染防止のために使用後の再処理と保管に注意が必要です．CDCは，2008年に消毒・滅菌に関するガイドラインを発表し，その際喉頭鏡はセミクリティカル器具として扱うよう勧告しました．その後，2013年にJoin Commissionは喉頭鏡の処理と保管に関して標準化するように求めています．

A. ブレード

挿管に使用したブレードは，高水準消毒による消毒や滅菌が必要なセミクリティカル器具として処理する必要があります．

具体的には，中央滅菌室のウォッシャーディスインフェクターなどによる熱水洗浄が確実で安全です．100℃以下の熱水そのものは芽胞に対して無効ですが，洗浄作用を伴う場合には高水準消毒の代替法として十分な効果があります．

喉頭鏡は，使用時まで汚染されないように保管しておきます．一般的な手術室では考えられないとは思いますが，埃っぽい場所や，高温・多湿な場所での保管は避けましょう．

使用前には，手指消毒をして取り扱います．ハンドルと接続して点灯するかどうか，暗くないかなどチェックしますが，使用するまで包装されていたパックに戻しておきます．麻酔カートやDAMカートなどに，

ブレードを未包装で保管してはいけません．

B．喉頭鏡ハンドル
　使用後に汚染されたとみなし，高水準消毒や滅菌を勧めるメーカーもありますが，低水準消毒で良いとするものもあります．いずれにせよ，消毒方法はそれぞれメーカーの添付文書などで確認し，指示に従った方法で処理しておき，次の患者の使用に備えましょう．

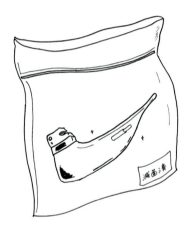

文献
1) CDC, HICPAC: Guidelines for Disinfection and Sterilization in Healthcare Facilities, 2008.
2) Laryngoscopes – Blades and Handles - How to clean, disinfect and store these devices　(http://www.jointcommission.org/standards_information/jcfaqdetails.aspx?StandardsFaqId=508&ProgramId=47)

File No. 56 アナフィラキシー

　全身麻酔中に薬剤を追加してしばらくすると，血圧がどんどん低下し，人工呼吸器の気道内圧上昇の警報がなりだし，顔や腕を見ると赤くなっていました．アナフィラキシーショックです．

アナフィラキシーの主たる発生機序は，即時型（I型）アレルギー反応と理解されます．1902年にRichetが毒素に対する免疫状態を賦与する目的で，イソギンチャクの触手から抽出した毒素をイヌに注射し，2回目の注射で激しい症状を起こしてイヌが死亡したことから，防御prophylaxisに対して無防御という意味からanaphylaxieと命名したのがアナフィラキシーの語源です．

＊**アレルゲン（抗原）が体内に侵入すると**
　特定の個体ではアレルゲンに対するIgE抗体が作られ，臓器のマスト細胞や，好塩基球表面上の高親和性IgE受容体に固着します．同一アレルゲンに再度暴露すると，IgE抗体と抗原抗体反応を起こして，これらの細胞から種々のケミカル・メディエーター（ヒスタミン，トリプターゼ，ブラジキニン，システニルロイコトリエンなど）が放出され，種々の症状が出現するわけです．

＊**一方，IgEを介さずとも発症することもあります．**
　この場合，補体系が関与する場合とそうでない場合があります．前者は，免疫複合体やその他の刺激により補体系が活性化されてマスト細胞由来のケミカル・メディエーターが遊離され発症します．後者の場合，その機序は不明ですが，マンニトールなどの高張性溶液などが，メディエーターの遊離を誘導することがあります．モルヒネはヒスタミン遊離を生じ，アスピリンは添加物が喘息の原因とされています．ヒマシ油を含有する薬剤に対し過敏症の既往歴があれば，それらを含む薬剤は使用

禁忌です．

A. ショック症状の出現や収縮期血圧の 20 mmHg 以上の低下または 90 mmHg 以下

　0.1％アドレナリンの筋肉内注射（小児：0.01 mL/kg，最大 0.3 mL，成人：通常 0.3〜0.5 mL）を行い，生理食塩水を急速輸液する（5〜10 mL/kg/5 分）．反応がない場合，リンゲル液などの輸液を継続し，5〜30 分間隔でアドレナリン筋肉注射 0.3〜0.5 mg（または 0.1 mg/mL を 5 分以上かけて緩徐に静注）します．それでも反応しないと，ドパミン（2〜20 μg/kg/分）を投与します．

B. 喘鳴など呼吸症状を認める場合やショックの場合

　ヒドロコルチゾン 100〜200 mg（小児：5 mg/kg）またはメチルプレドニゾロン 40 mg（小児：1 mg/kg）を 6〜8 時間間隔で点滴静脈注射します．クロルフェニラミン，アミノフィリンの点滴投与，β_2 刺激薬の吸入なども必要に応じて行います．

C. β遮断薬の服用中

　喘息が出現しやすくなることが想定され，アドレナリンの効果がない場合，グルカゴン 1〜5 mg（20〜30 μg/kg）をゆっくり（5 分以上かけて）静脈内注射し，以降は 5〜15 μg/分で投与します．前立腺肥大などの治療でα遮断薬使用中では，アドレナリンにより血圧が低下することがあります．

D. 重篤なショックに至った場合や再発時

　可能な限り原因を検索します．第三者に明示にするために，原因医薬品を書いたカードを持たせるなどの患者教育とアドレナリン自己注射システム（エピペン®）の導入・指導を検討しましょう．

文献　重篤副作用疾患別対応マニュアル“アナフィラキシー．平成 20 年 3 月厚生労働省（www.mhlw.go.jp/topics/2006/11/dl/tp1122-1h01.pdf）

File No. 57 コードブルー！

　多発外傷でショックバイタルの患者さんが，救急救命センター経由で直接手術室に搬入されました．末梢静脈路が確保されていたので，RSI (rapid sequence induction) にて全身麻酔が導入され，気管挿管もされました．心電図モニターは徐脈傾向で，"ヤバイかも"と思っていたところ突然波形が乱れ始めました．手術準備などで患者さんの体を動かしているのかと思い患者さんを見てもそのような様子はありません．モニターを再度見ると"Vf"です．"DC！心マ開始！"と叫び，輸血用静脈路や動脈路の確保に夢中の医師たちは，驚く間も無く心臓マッサージ，DC用パッドの装着とテキパキ行動し，幸い1回の除細動で心拍再開し，開胸止血術も無事終えることができICUに収容されました．

　手術室内での術中心停止は，日本麻酔科学会の調査によると1万症例あたり3.27件発生しています．その1/3は，今回のような外傷や大動脈破裂でした．

　手術室で心肺停止などの緊急事態発生時には，"**コードブルー**"が告げられ，大勢の人が集まり，大混乱となり，なかなか収拾がつかず，効果的な蘇生処置が行えなかったといったような苦い経験をお持ちの方もおられるでしょう．そうならないように，全ての手術スタッフは，自分の役割を理解し，迅速にかつ効果的に介入できるように普段から準備しておかなければなりません．そのためにも，スタッフ全員が，BLS (basic life support)（気道確保，マスク換気，心臓マッサージなど）の知識とスキルだけでなく，蘇生に用いる機器や薬剤に精通しておくことが大切です．

　最近では，心肺蘇生法の講習会が院内外で頻繁に行われており，研修医や専門医取得には，講習会の受講が義務付けられていますので，系統だった蘇生法の習得もできていると思います．しかしながら，救命センターの外来と異なり，手術室での心停止は滅多にありません．せっかく

受講しても，そこで得た知識やスキルの記憶は，トレーニング後数週間で衰えてしまいます．そのために重要となってくるのが，**継続的な教育とトレーニング**です．手術室でのシナリオなどを用いた模擬練習を定期的に開催することで，手術室だけでなくどこで CPA に遭遇しようとも，自らの役割を理解し，円滑な蘇生処置を行うことができると思います．

最後に，**模擬練習のあとには，必ずデブリーフィングを行いましょう**．デブリーフィングによって手術スタッフが自分たちの技能を反省・批評し合うことにより，知識や技能の習熟度の改善につながるといわれています．スタッフのチームワークを高めることにもつながります．

表　CPR におけるスタッフの行動

リーダー（麻酔科医，外科医）	外科医	外回り看護師	器械出し看護師	研修医	師長
● CPR 開始と終息宣言 ● ECG 確認・記録 ● 処置の指示（除細動，循環血液量の評価と適正化，抗不整脈の必要性など） ● スタッフへの役割の指示 ● 心停止後の全イベントの記録 ● 検査依頼（血液ガス分析，TEE の準備など）	● 閉創（可能なら） ● CPR に適した体位に戻す ● 心臓マッサージ ● リーダー業務	● 緊急カートの準備 ● 体位，室内の人員整理 ● ガーゼカウント ● 術野の清潔維持の介助 ● 心臓マッサージ ● 記録 ● 血液在庫の確認・発注 ● 患者家族の把握	● 術野の清潔維持 ● 術者の指示による創部のパッキングや被覆 ● 器具・ガーゼ類の員数確認 ● 心臓マッサージ ● リーダーの指示による作業	● 心臓マッサージ ● CPR ● 清潔な術野確保 ● 体位などの作業の補助	● 必要人員の確保 ● 手術予定の調整

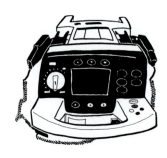

文献　AORN Journal. 2013; 98: 2.

File No. 58 レッドマン症候群

　先日，MRSA感染患者の手術がありました．それ自身珍しいものではありませんが，主治医より術前のバンコマイシン（VCM）投与の指示が出ていました．VCMを手術患者に術中に投与することは，全くないわけではありません．MRSAに感染している場合しかないのですが，あまりしません．全身麻酔導入後に看護師の，"術前の抗菌薬の投与を開始します"という声にあまり注意を払わず，"お願いします"と言いながら，動・静脈路の確保に注意が向いていました．準備が終わり，バイタルを見ると血圧はやや低めでしたが，顔は真っ赤です．抗菌薬の種類や投与速度に注意しなかったことを悔やんでも手遅れです．

　レッドマン症候群，またの名はレッドネック症候群です．VCMを急速静注するとヒスタミンが遊離され，紅斑性充血が，顔面，頚，体幹に出現し，時に血圧低下を伴うこともあります．これはアレルギー反応ではなく，投与速度が速いと誰にでも起こりうる反応ですので，投与時間を長くして再投与できます（もちろん，時に真のⅠ型アレルギーのこともありますが）．レッドマン症候群を防ぐためVCMは必ず1 gあたり1時間以上かけて投与しなければなりません．それでも皮膚反応が生じることがあるので，さらにゆっくり投与せざるを得ません．
　なおこのような症状は，VCM以外にもシプロキサシン，アムホテリシンB，リファンピシンなどでも発生する可能性があります．
　病棟では投与し慣れた薬品かもしれませんが，手術室では日常的に使用する抗菌薬ではありません．しかし言い訳にはなりません．

　どのような薬剤が投与されようとしているのか，投与速度はどの程度かなど，基本的なことを把握しないで返事をしてしまったことを猛反省しました．

File No. 59 腸間膜牽引症候群

　開腹手術が開始されて間もなく，研修医から"血圧が下がってなかなか昇圧しません"と連絡がありました．血圧が低く，頻脈です．顔色を見ると，紅潮しています．"腸間膜牽引症候群（MTS）"です．麻酔導入後の，低血圧と頻脈はよく見られます．術前・術中の循環血液量の低下や麻酔法・麻酔薬による相対的な血管内容量の低下が原因であることが多いのですが，これらの場合には顔面の紅潮は見られません．

腸間膜牽引症候群（MTS；mesenteric traction syndrome）は，腹部大動脈手術などの腸管・腸間膜の牽引・圧迫を必要とする手術で，腸間膜牽引数分から十数分後に，顔面・頸部・四肢の皮膚紅潮や手掌紅斑，急な頻脈，心拍出量増加を伴う血圧低下が発生する開腹手術の合併症の一つです．

　これは，腸管膜の牽引操作により腸間膜血管の内皮細胞にshear stress（剪断応力）が働き，シクロオキシゲナーゼ（COX）が活性化されて，産生されたプロスタサイクリン（PGI_2）の放出が全身の血管拡張と心拍出量の増加をもたらすと考えられています．また，肥満細胞からのヒスタミン遊離も原因の一つと考えられています．迷走神経反射の関与を示唆する意見もあり，今なおその病態生理は明らかではありません．

A．MTSの持続時間

　持続時間は数十分程度ですが，全身の血管拡張に伴う相対的な血管内容量の減少状態ですので，急速大量の輸液と昇圧薬の投与が必要となります．昇圧薬としては，フェニレフリンなどのα作用主体の薬剤が用いられますが，エフェドリンなどにもよく反応することがあります．高齢者では低血圧が遷延しやすいともいわれ，追加投与が必要になります．

　COX-1の関与から，COX阻害活性のある非ステロイド系消炎鎮痛

剤（NSAIDs）の投与が有効です．フルルビプロフェンの静脈内投与により，低下していた末梢血管抵抗が回復し，循環動態が安定化するとともに，顔面紅潮も消失します．

B．MTSは，腹部外科手術全般で生じる

　術式や手術操作の違いにより，その発生率は30～85％と，報告によって大きな差があります．また，レミフェンタニルの使用により，MTSの発生率が上昇するため，最近では従来よりもその発生率が増加しているものと思われます．レミフェンタニルの交感神経抑制作用や，腸間膜血管のCaチャンネルのブロック作用による血管拡張が，腸間膜牽引症候群の発生を助長している可能もあります．

C．MTSと類似する病態

　迷走神経反射，アナフィラキシーショック，麻酔薬，冠動脈疾患による心原性徐脈などがありますので，これらと鑑別する必要があります．

File No. 60

アルコールに過敏です

　アルコール（エタノール）は，手術室だけでなく医療の現場で広く使われています．さらには化粧品やウェットティッシュなどにも用いられています．もちろん，仕事を終えた後のお楽しみにもなくてはならないものです．

静　脈穿刺前に，「アルコール消毒でかぶれたりしませんか？」と尋ねたところ，「赤くなります．」とか，「かぶれやすい．」とか，中には「飲酒は問題ないのに皮膚の消毒で赤くなる．」などの返事が返ってくることがあります．そのような場合には，プロパノールやクロールヘキシジンなどの消毒薬に変更するようにしています．

＊**日本人を含む東洋人には，少量のお酒で，顔が赤くなる，動悸がする，頭が痛くなるなどの人が多いと言われています．**

　エタノールが体に吸収されると，肝臓でアルコール脱水素酵素（ADH）により分解されてアセトアルデヒドという物質にかわります．アセトアルデヒドはさらにアセトアルデヒド脱水素酵素（ALDH）により水と酢酸に分解されます．この酵素は2種類あって，日本人の約4割は2型ALDHが欠損していたり，活性が弱かったりして，アセトアルデヒドが代謝されずに蓄積し，毛細血管が拡張して赤くなるなどの症状が出てくるわけです．

＊**皮膚や毛根にもわずかながらADHやALDHが存在していて，これらの酵素が皮膚に塗布したエタノールを分解します．**

　しかし，ALDHが欠損していたり，活性が低いと，局所にアセトアルデヒドが蓄積して，消毒部分に紅斑が生じることになります．
　一方，エタノールが，接触蕁麻疹の免疫型と非免疫型，アレルギー性接触皮膚炎，刺激性接触皮膚炎などの原因物質になりえることが確認さ

れています．アルコール消毒による発赤がアレルギーなら，周術期に全身反応を生じる危険性を考慮しておく必要があります．

＊消毒部位にエタノールのアレルギーを示す患者さんには，交差反応が少ないことからプロパノールの使用が推奨されています．

　確かにエタノールとプロパノールとの即時型アレルギーの交差反応は認められませんが，遅発型では東洋系人種で33.3%，非東洋系で50%にエタノールとの交差反応が認められることから，プロパノールを使う場合にも注意が必要です．

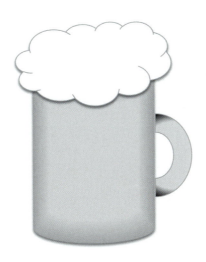

File No. 61

静脈輸液路は感染源？

液と静脈留置カテーテルとは，輸液ボトルゴム栓への針挿入部，三方活栓，延長チューブなど様々な接合部があります．

手術室スタッフの手指などを介して，これらの接合部が微生物汚染され，輸液ルート内に微生物が侵入する可能性がありますので，手術室では，ルート操作前の衛生的手洗いと手袋の着用，接合部の無菌的操作法に注意が払われています．

＊接合部や三方活栓から，手術中には多くの薬剤が投与されます．

無菌的操作法はもちろんですが，接合部の消毒も重要です．この目的で実際に用いられている消毒薬としては，10％ポビドンヨード液，0.5％クロルヘキシジンエタノール液，消毒用エタノール，70％イソプロパノールなどがあります．日本では消毒用エタノールまたは70％イソプロパノールの使用が勧められています．操作性・安全性の点からも，速乾性のアルコールが適しているでしょう．

輸液セットや注射器，延長チューブを接続するたびに，必ず接合部の消毒をお忘れなく．

File No. 62

点滴が痛い

手術室に入室した患者さんは，まず静脈路確保の"痛い"洗礼を受けます．静脈留置針に輸液回路を接続して，針の固定後に輸液が開始されます．必ず"大丈夫ですか"，"痛くありませんか"などと声をかけて異常がないことを確認しています．

＊特に，"針を刺した瞬間にピリッとした痺れがあった"，"痛みが消えない"などの場合には要注意です．

　手術室では主に前腕から手背部分の静脈に穿刺して静脈路を確保することが多いと思いますが，偶発的合併症である静脈穿刺後疼痛症候群やその他の神経障害性疼痛を起こす危険性について知っていなければなりません．全身麻酔導入後に，大量急速輸血などの目的で大口径の静脈留置針で静脈確保する場合には，患者さんは痛みを訴えられませんので，特に注意が必要です．

　静脈路確保でのデータではありませんが，採血手技に伴う神経障害性疼痛の発現頻度は，6,000〜7,000 例に1例で，若い女性に多く，重篤な神経障害の発現頻度は150万例に1例とも言われています．このような神経損傷を避けるには，穿刺に適した血管を選ばなければなりません．採血には，肘正中皮静脈と橈側正中皮静脈がよく用いられますが，術後の可動性や，固定性などから手術中の輸液路としてあまり使用しません．

　一昔前に手術室でよく利用されたのが，手関節部の橈側皮静脈です．この静脈は太く直線的で，留置後も手の動きの影響を受けにくいからです．しかし，この前腕橈側皮静脈には，手関節部の橈骨茎状突起より中枢側 12 cm 以内で橈骨神経浅枝が密に絡まっています．両者は，手関節の近位 5 cm から遠位 2 cm の範囲で 90% 以上が交叉しており，交叉部位の多くは手関節より約 1.1 cm 近位なので，この部での穿刺により橈骨神経浅枝の損傷をきたす危険性があり，現在ではむしろ穿刺禁忌

とされています．

＊神経損傷の予防策を次にあげます．
　①神経損傷の頻度が高い静脈を最初に選ばないこと．
　　（穿刺予定部位周辺の末梢神経の走行などについての正確な解剖学的知識が必要です）
　②針の刺入時に関節を過剰に進展させないこと．
　　（神経幹が緩んでいれば，針の先端が神経に接しても穿刺や損傷を生じない可能性が高い）．
　③針の刺入角度を 45 度以上にしないこと．
　④針を刺入直後に血液の逆流が得られない時は，針先で血管を探らず，再度刺入し直すこと．
　⑤放散痛やしびれが生じた際は，すぐに抜針すること．
　⑥静脈の確認が困難な症例では，神経損傷の危険性があることを説明し，同意を得ること．
　⑦患者とのコミュニケーションをとり，患者の不安を和らげること．

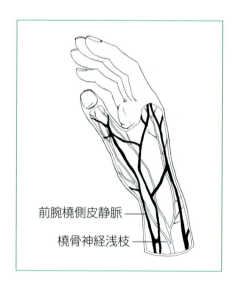
前腕橈側皮静脈
橈骨神経浅枝

末梢静脈カテーテルの留置部位と感染

File No. 63

末梢静脈路の感染は，先行している感染から静脈炎を発症する場合と，静脈炎が先行して感染を併発する場合とがあります．

末梢静脈カテーテルの感染を予防するには，抗血栓性の高い材質のカテーテルを選択するべきです．
- テフロンよりポリウレタン製の方が静脈炎の発症率が低い（感染率は同等）．
- ポリ塩化ビニール製やポリエチレン製カテーテルはポリウレタン製やテフロン製カテーテルと比較して感染性合併症の発生率が高い．

* 穿刺部位はカテーテル由来感染（CR-BSI）や静脈炎のリスクに影響があります．

穿刺部位は，成人では上肢にしましょう．
- 下肢の静脈は，上肢よりも静脈炎のリスクが高い．
- 上肢の中では，前腕の静脈に挿入した場合が，肘部や手首に挿入した場合より静脈炎のリスクは低い．

一般に，外径が細いほど静脈炎の発生頻度は低く，23Gのカテーテルでは静脈炎の発生頻度は7%で，20Gでは100%発生するそうです．

* 感染リスクと局所皮層常在菌の菌数はある程度関連することから，穿刺部位の消毒は重要です．

必ず手指消毒しましょう．滅菌手袋は不要ですが，ディスポーザブルの非滅菌手袋を着用します．消毒薬は，ポビドンヨードやアルコールよりクロルヘキシジン製剤のほうが，カテーテルのコロニー形成またはCR-BSIの発生率が低いという研究もあります．

血栓性静脈炎やカテーテルへの細菌定着の発生率は，カテーテル留置72時間以上で劇的に増加しますが，72〜96時間以内の頻回の交換は不要です．

＊輸液ラインは，カテーテルを入れ替える時に交換するといいでしょう．
　脂肪乳剤や血液製剤などの微生物の増殖を高める薬剤さえ使わなければ，7日間程度なら安全に使用できるようです．

　留置されたカテーテルをヘパリンロックすることがあります．ヘパリンはカテーテルに微生物の付着を促進し，また1日あたり250～500単位の低用量のヘパリンでも合併症（血小板減少症，血栓塞栓症，出血）のリスクがあります．問題は，特別な目的なく留置されているカテーテルが20％もあるということです．必要な場合には，生理的食塩水でロックするといいでしょう．

＊カテーテル留置部位を定期的に観察しましょう．
　発赤・腫脹・疼痛などの静脈炎の徴候があれば，速やかに抜去します．末梢静脈栄養としてアミノ酸液・脂肪乳剤が投与されますが，静脈炎の発生頻度が高く，予防にステロイド剤，ヘパリン，ニトログリセリンの混注が有効です．しかし，混注作業による感染機会の増加のリスクがあります．

　穿刺部位は，ドレッシングでカバーしますが，48～72時間ごとに交換します．刺入時に清潔な状態で貼付すれば，カテーテルの交換（72～96時間ごと）までドレッシングの交換はしなくてもいいようです．汗が出やすい時期は，フィルム型ドレッシングでは，ガーゼ付き型ドレッシングより感染率が高くなります．

　使用後のカテーテルは，速やかに抜去することが静脈炎・感染症発生予防に重要です．

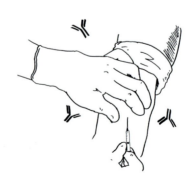

コアリング

輸 液製剤や液体製剤は，無菌性を保つために密封容器または気密容器に入っています．密封性を高めるために，容器口の周縁部から圧縮される力を受けるようゴム栓が使用されています．

患者さんに投与する場合，輸液セットや注射針でゴム栓を刺さなければなりません．針先は，横から見ると斜めカットされています．ゴム栓に穿刺するとき，穿刺する角度によって針のヒール部がゴム栓を削り取ることになります．

＊このゴム片を"コア"といい，この現象を"コアリング"といいます．

角度によるものだけでなく，針を回転させながら穿刺したり，何回も穿刺していると穿刺された部分のゴムが削られやすく，"コアリング"の危険性が高くなります．

さらに，メーカーによりゴム栓の材質や形状が異なるだけでなく，使用する針の口径や形状も様々ですし，穿刺方法も担当者によって異なります．"コアリング"を発生させないよう，最低限次の事項に注意して穿刺しましょう．

表　注意事項

- ゴム栓の指定位置（IN，◎印など）に穿刺する．
- 指定位置がない場合は，中央付近に穿刺する．
- 垂直にゆっくりと穿刺する．
- 針は回転させない．
- 2回目以降の穿刺は，同一箇所を避ける．
- 細い口径の針を使う．

図

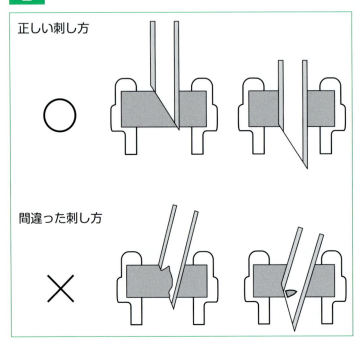

File No. 65

手術室での医薬品の安全使用のための業務手順

手術室では，患者さんが入室する前に，麻酔や手術に必要な薬剤を準備します．特に重症患者では，多くの薬剤が使用されますので準備も大変です．麻酔科医から準備を指示された薬剤をただただ機械的にアンプルから吸っているだけではありませんか？

特に安全管理の必要な薬剤について，その使用方法などを熟知している必要があります．準備する薬剤の使用目的や，生じやすい副作用，患者さんに何らかの服薬歴があればそれらの薬剤との相互作用の可能性などです．また，患者の副作用歴，アレルギー歴，合併症，服薬情報などを事前に確認しておくと，薬剤の相互作用や薬剤副作用の発生を防ぐことになるとともに，発症した際の治療薬の準備にもつながります．

＊準備の段階では，取り間違い防止対策を図ることが重要です．

薬品は，ひとつ準備するたびに，注射筒に薬品名を油性ペンで書き込んだり，ラベルを貼ったりします．また，溶解する必要のある薬品は，正しい溶媒（生理食塩水，注射用蒸留水，専用の溶解液）で溶解します．時々，レミフェンタニルのつもりが溶解液だけだったりすることがあります．手術前の準備には他にもすることがたくさんあって，同時並行で作業を進めることが多いのですが，作業中断はミスのもとです．

さらに，使用に当たっては，投与薬剤，投与量，投与経路，投与時間，投与間隔などの方法を統一しておきましょう．患者急変時の応援体制や緊急カートの整備も必要です．

A. 患者情報の収集・管理・活用
- 患者情報の収集方法：患者及び家族（介護者）からの聴取，診療情報提供書，看護要約，退院時服薬指導書，お薬手帳の確認，患者持参薬の鑑別，嗜好（たばこ，アルコール等）
- 患者情報共有：診療録の記録，入院時治療計画への反映，患者の既

往歴，妊娠・授乳，他科受診，薬歴管理，禁忌医薬品名等
- 患者の副作用歴・アレルギー歴・合併症等の事前確認
- 服薬確認：抗血栓薬品，循環作動薬品，呼吸器用医薬品，血糖降下薬など，健康食品
- 継続使用医薬品の術前中止と術後再開に関する計画立案

B. 医薬品の準備
- 使用予定医薬品の準備：使用予定の医薬品リストの作成
- 手術に携わる者の理解の統一：特に安全管理が必要な注射薬の使用等について，使用方法の周知徹底
- 取り間違いの防止対策：プレフィルドシリンジ製剤
- 希釈間違いの防止対策：キット製品の採用，希釈倍率の統一
- 緊急用医薬品の準備，入手体制の確立：筋弛緩薬拮抗薬，昇圧薬，特別な量が必要となる可能性のある医薬品，輸血用血液製剤の保管状況の確認

C. 医薬品の使用
- 患者の誤認防止対策：リストバンド確認，患者本人による名乗り，タイムアウト
- 薬剤投与ルートの確認：閉塞，誤接続，逆流の有無；投与時・投与中の確認

D. 麻酔薬の使用（上記 A～C 以外の事項）
- 機器・機材の準備と点検：麻酔に使用する機器・機材の確認，動作状況の確認，準備
- 術前訪問，術前診察：患者の確認，状態の評価，疾患名・術式，患者状態，麻酔方法
- 麻酔科医による麻酔計画の立案：麻酔関連薬の用法・用量，昇圧薬，鎮静薬，鎮痛薬，術後鎮痛薬
- 麻酔管理中の患者監視：周術期の患者観察，モニタリング

E. 医薬品使用による患者容態急変時の応援体制の確立
- 応援の速やかな連絡方法
- 必要な情報，資材，人材の応援体制：対応不可能な場合の他医療機関への応援要請

F. 使用した医薬品の確認と管理
- 使用医薬品の確認と記録：手術中の使用医薬品の記録（使用日，使用対象患者，医薬品名，数量，投与量，投与時間）
- 使用医薬品の管理：未使用医薬品の返品，使用済定数配置薬への速やかな補充

6R

Right Patient	Right Dose
Right Drug	Right Route
Right Purpose	Right Time

File No. 66 "ハイリスク薬"って知っていますか？

"ハイリスク薬"とは，誤った投与の仕方をした場合に，患者の健康状態に対し死亡を含めた深刻な影響をもたらしうる薬剤のことです．手術室では，"毒薬"，"劇薬"が毎日使われています．"エスラックスの員数が合わない"となると，針刺し損傷防止用コンテナーをこじ開けたり，ゴミ袋をひっくり返したりと大騒ぎをしてまで探すのは，誤って使われたり悪用されたりすると大変なことになるからです．

＊手術室だけでなく，病室や外来，検査室，血管撮影室など院内至る所で，"ハイリスク薬"が使われています．

濃度，量，投与速度，投与ルートなど，取り扱いを一つでも間違えると取り返しがつかなくなります．

厚生労働科学研究の「医薬品の安全使用のための業務手順書」作成マニュアルで，"ハイリスク薬"とされているものは，以下の医薬品です．

①投与量等に注意が必要な医薬品
②休薬期間の設けられている医薬品や服用期間の管理が必要な医薬品
③併用禁忌や多くの薬剤との相互作用に注意を要する医薬品
④特定の疾病や妊婦等に禁忌である医薬品
⑤重篤な副作用回避のために，定期的な検査が必要な医薬品
⑥心停止等に注意が必要な医薬品
⑦呼吸抑制に注意が必要な注射剤
⑧投与量が単位（Unit）で設定されている注射剤
⑨漏出により皮膚障害を起こす注射剤

具体的には，表に示した薬剤が該当します．手術室でも半数以上が使われています．手術室のスタッフには，手術操作に関連する知識はもちろんですが，周術期に使用する多くの薬剤についての知識を持つことが求められます．

"ハイリスク薬"が使われる場面では，その危険性を認識して，指示

の仕方，製剤の確認，希釈方法・表示などの取り扱い，などの運用方法を標準化し，徹底することで事故防止に努めなければなりません．

表　危険薬一覧

a.	注射用カテコラミン	l.	抗不整脈薬※
b.	テオフィリン※	m.	ジギタリス※
c.	注射用高濃度カリウム塩※	n.	麻酔用筋弛緩薬
d.	注射用カルシウム塩	o.	麻薬類
e.	注射用高張食塩水	p.	注射用ベンゾジアゼピン系薬剤
f.	注射用硫酸マグネシウム	q.	免疫抑制薬※
g.	注射用血液凝固阻止薬（ヘパリン等）※	r.	抗てんかん薬※
h.	経口用血液凝固阻止薬（ワルファリンカリウム等）※	s.	精神神経用薬※
i.	インスリン※	z.	その他（注射用血管拡張薬，PG製剤，膵臓ホルモン薬※，抗HIV薬※，など）
j.	経口血糖降下薬※		
k.	抗悪性腫瘍薬※		

※：診療報酬で，医療機関における薬剤師による投与量，相互作用，重複，禁忌，効果，副作用等に関する確認について，特定薬剤管理指導加算が追加された薬剤．

File No. 67 カリウム製剤の誤投与

シリンジポンプを用いて微量持続注入したり点滴内に混注する予定だったカリウム製剤を，静脈ラインから急速静注した事例が日本医療機能評価機構の医療事故情報収集等事業に報告されています．急速静注が禁止されているカリウム製剤なのに，どうしてこのようなことが起きるのでしょうか．

*その前に，カリウムについておさらいしておきましょう．

　カリウムは，最も豊富な細胞内陽イオンですが，細胞外には体内総カリウムのわずか2％しかありません．細胞内カリウムのほとんどは筋細胞内に含まれるので，体内の総カリウム量は除脂肪体重に概ね比例します．70kgの成人では，総カリウムは約3,500mEqです．細胞内外のカリウム濃度比は，細胞膜機能に強く影響し，神経の刺激伝導や筋細胞の収縮などに影響しますので，血漿カリウム濃度の小さな変化が，大きな臨床症状を生むことになります．

*では，どうしてカリウム製剤を投与しなければならないのでしょうか．

　血漿カリウム濃度が3mEq/L以下になると，筋力低下など筋肉の機能不全となりますが，むしろ問題は，心臓にあります．低カリウム血症は，心室性および心房性の期外収縮，心室性および心房性の頻拍性不整脈，ならびに2度または3度の房室ブロックをもたらすことがあるからです．血漿カリウム濃度の低下が大きくなるにつれて，このような不整脈も重症化し，やがて心室細動が起こる危険性が出てきます．重大な心疾患が既に存在したりジゴキシンを投与されていたりする患者さんでは，軽度の低カリウム血症でも心伝導異常を生じます．これら，循環器系のトラブルを防止するために，低カリウム血症の補正をするわけです．

　ところが，一気に血漿カリウム濃度を上げて6.5mEq/Lを上回ると，結節性および心室性の不整脈，QRS幅の拡大，PR間隔の延長，P波

図1 血漿カリウム濃度と心電図変化

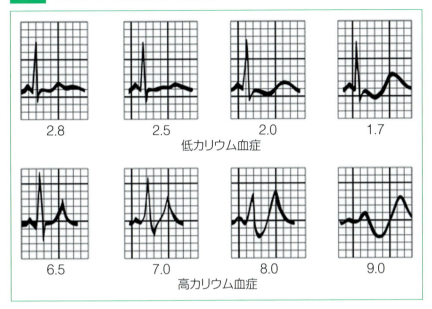

の消失がみられ,最終的に,QRS波は変形して正弦波パターンとなり,心室細動または収縮不全となります(図1).

*このような事態にならないように,カリウム製剤投与には最新の注意が必要なのです.

用法・用量は,以下の通りです.
① 本剤は電解質の補正用製剤であるため,必ず希釈して使用すること(カリウムイオン濃度として40mEq/L以下に必ず希釈し,十分に混和した後に投与すること).
② ゆっくり静脈内に投与し,投与速度はカリウムイオンとして20mEq/hrを超えないこと.
③ カリウムイオンとしての投与量は1日100mEqを超えないこと.

しかし,ボーラス投与は危険であると知っていても,ヒューマンエラーで投与されることがあるために,冒頭の注意喚起が出されるわけです.

*どうすれば，このようなトラブルを避けることができるのでしょうか．

　まず，手術室を含めた院内全ての部署から，カリウム製剤を排除することです．薬剤部に処方オーダーし，薬剤部で希釈された上で現場に供給されるようにします．しかし，手術室やICUでは，急を要することが多いので，例外的に常備されていることが多いと思います．この場合，三方活栓からの投与ができないように，製剤を注射器に吸えないようにすること，つまり，アンプル製剤の撤廃です．プレフィルドタイプでしかも，三方活栓や通常の注射針と口径が一致せず，唯一付属の専用針でしかも輸液剤の注入口にしか使えない物でしたらOKですね（図2）．

図2　プレフィルドミックスシリンジ

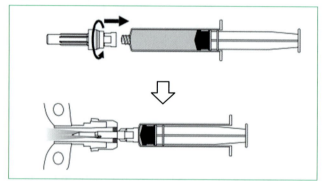

〔KCL注20mEqキット「テルモ」添付文書より〕

File No. 68 いまどきの体温計

イタリアの医師で生理学者であるサントーリオ（Santorio Santorio: 1561-1636）が，ガリレオによる気体の熱膨張を応用した温度計に触発され，体温計を考案しました．ガラス球を口に含むことで内部の空気が膨張し管内の水位を押し下げる度合いを目盛りで読んで数量化を試みましたが，温度の基準値がないまま適当に目盛りをつけたものでした．1691年カルロ・リナルディが沸点を見つけ，オーレ・レーマーは水の沸点を60度，氷の融点を7.5度とする温度目盛を作成しました．その後，多くの独自の温度目盛りが作成されましたが，日常的にはアンデルス・セルシウスによって作成された摂氏温度目盛（℃），ガブリエル・ファーレンハイトによって作成された華氏温度目盛（°F）が主に使用されています．ファーレンハイトは，革袋でこした水銀を使った華氏温度計を発明し，これを使って体温は華氏96度であることを観察しました（1714年）．

* **1980年代にはサーミスター式のいわゆる電子体温計の登場です．**

これには，センサー部分の温度をそのまま表示する実測式とセンサー部分の温度上昇のカーブから最終的な温度を予測・計算の上で体温の表示を行う予測式があります．前者は，センサーの温度が体温と等しくなった時点で初めて計測完了となるため，数分を要しますがより正確な温度を表します．一方，後者は，数十秒で表示されます．

温度によって分子の並びが変化するコレステリック液晶を利用した液晶式の温度計もありますが，細かな測定はできません．悪性高熱症など極端に高温になるとか，炭酸ガス吸着装置に取り付けるとか，ある温度以上になる異常を知らせる目的には使用できるかもしれません．災害や難民など大量の人たちを相手に乏しい資材で対応する場合には有用でしょう．

＊最新型の体温計が赤外線式です．

　私たちの体の表面からは，約 5〜14μm の波長の赤外線が出ています．この放射赤外線の強度を短時間測定（たとえば，ビジオフォーカス®では，100 分の 1 秒毎に 125 回の連続測定）し，マイクロプロセッサーで計算し周囲の温度で補正して温度を表示するものです．ビジオフォーカス®は，額の温度から本体内蔵のソフトウェアで自動的に体温（腋の下，舌下，直腸）に換算され，額に表示されます．患者さんには直接接触しないため接触感染の心配はありません．額で測定する理由は，側頭動脈からの血液供給が豊富であること，脳も大量の血液供給を受けていますので血液の温度変化に鋭敏であるからだそうです．

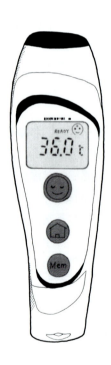

体温低下

体温には，中枢温（食道温，鼓膜温，血液温，膀胱温，直腸温）と末梢温（皮膚温，筋肉温）があります．食道温，鼓膜温，血液温は，中枢温度の急激な変化（例えば，人工心肺導入時や離脱時）を反映します．一方，膀胱・直腸温は，内臓血管が大血管や脳血管に比べ，低体温時に収縮しやすく復温時に拡張しにくいので急激な中枢温の変化に対し反応が遅れます．

末梢からの体温情報は，脳の視束前野・前視床下部で統合され，体温上昇の場合は皮膚血管拡張および発汗が，体温低下の場合は皮膚の血管収縮やふるえ（シバリング）により一定の体温が維持されます．

ところが麻酔中には，図のように3段階で体温が低下します．

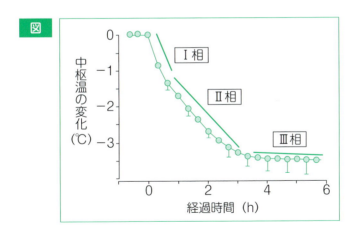

図

＊Ⅰ相（再分布相）

麻酔の導入直後から，中枢温は1〜1.5℃急速に低下します．これは，麻酔による体温調節閾値温度の低下と末梢血管拡張作用のため，中枢の熱が末梢組織へ移動（再分布）するからです．従って，皮膚温や末梢組織温は逆に上昇します．肥満患者の末梢組織温はもともと高いため

に熱の再分布が起こりにくく，またターニケットで駆血するとその先へ熱が伝わらなくなり，体温低下は小さくなります．

＊Ⅱ相（直線相）

その後，2～3時間は緩やかで直線的に低下します．この時期は，全身麻酔による代謝率の低下（15～40％）で熱産生が少なく，逆に熱の喪失（伝導・対流・放射・蒸発）のために，時間あたり 0.6 ℃低下します．

＊Ⅲ相（平衡相）

麻酔導入から 2～4 時間で中枢温はほぼ一定となります．体温調節性末梢血管収縮に伴い末梢への熱の分布が止まることと，末梢組織から熱の放散がほぼなくなるためです．しかし，代謝率が低下しているため熱産生量より喪失量の方が多いので，平均皮膚温は時間あたり 0.2 ℃下がり続けます．

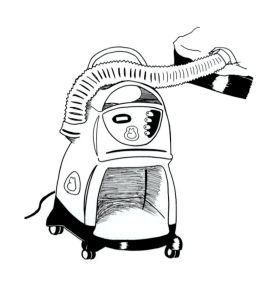

File No. 70

"怒った猫"と"海老" 硬膜外麻酔と体位

硬膜外麻酔…90％以上の成功を得るには約60例の経験が必要との報告があります.

麻酔科医の技量が問われるのは当然ですが，適切なポジショニングが硬膜外麻酔の成功にはとても重要です．患者さんにとっては，緊張する手術室で，後ろから背中に針を挿入され，恐怖と痛みに耐えている時間です．みなさんも，毎日患者さんが適切な体位を取れ，スムーズに硬膜外カテーテルが挿入されるよういろいろ工夫されていると思います．

＊ここでもう一度，硬膜外麻酔施行時の適切な体位について考えましょう．

体位の種類ですが，側臥位と座位，そして仙骨硬膜外麻酔はうつぶせで行うこともあります．

A．側臥位で行うとき
　①患者を必要以上に鎮静してはいけません．適切な体位を保持することが難しくなるからです．
　②まずベッドに側臥位で寝てもらいます．手術台のギリギリ端まで患者の背中を持ってきます．そうすることで消毒，シーツかけ，針を操作するのに麻酔科医が腕を随分動かしやすくなります．
　③そして患者の大腿を腹部の方へ折り曲げ，首を前屈させます．枕は脊椎がまっすぐ横に水平になるように高めがいいでしょう．「お腹に膝をくっつけ，頭はおへそを見るように丸くなってください．」などと患者に話している人も多いのではないでしょうか．
　④一生懸命丸くなるために，患者の肩が介助者側に倒れこんでしまうことがあります．なるべく体が手術台に垂直になるように，一方の手で肩を，そしてもう一方の手で臀部を支えます．
　⑤事前に，硬膜外の適切な体位を理由も含めて患者によく説明をして

おきます．よい体位を取るためにも，患者の不安を減らすためにも，とても有用です．

⑥それでも患者が恐怖や痛みで動いてしまうときには，鎮痛鎮静薬を使用したり，全身麻酔導入後の挿入を考慮します．基本的には神経損傷を避けるためには，成人では覚醒した状態での施行が勧められます．

B．座位で行うとき

①脊椎の正中がわかりにくい肥満の患者などで有効です．

②患者の足をスツールに乗せ，手術台にまっすぐに座ります．首を前屈し，両腕で枕を保持するか，前に置いた台の上に乗せるようにするとよいでしょう．

③ただ前かがみになるだけではないことを患者に理解してもらっておくことが大切です．英語圏では"アルファベットのCの形"だとか，"怒った猫のように"といった風に説明するそうです．日本語では"エビ"を使うことが多いと思います．いずれにせよ椎間を最大限に広げるのに役立つでしょう．

＊介助者の仕事は，患者さんをただ押さえることではありません．

体位を適切にとることができれば，脊椎の解剖がよく確認でき，椎間が開いて硬膜外針が通るスペースが広く確保され硬膜外麻酔の成功に直接つながります．もちろん体位の保持以外にも，バイタルサインや局所麻酔薬への反応（気分の状態や神経症状の有無など）を確認して麻酔科医に報告します．

＊患者さんに，麻酔科医が行おうとしている動作を適宜説明したり，不快感の有無を時々確認したりして，患者さんの不安の解消に努めます．

ただし，やることなすこと説明しすぎると，却って恐怖感を与えることになります．"過ぎたるは及ばざるが如し"です．

これで，残すは麻酔科医の腕だけです！

File No. 71

ああ，硬膜穿刺…

　ある日のことです．麻酔科医が硬膜外カテーテルを挿入するために，硬膜外穿刺を行っていました．わずかに針を進めたところ，突然液体が逆流してきました．硬膜穿刺です．担当麻酔科医は，がっくりしている間もなく，硬膜外穿刺を中止して全身麻酔を開始しました．

　硬膜外麻酔のカテーテル挿入時に意図せず硬膜を穿刺してしまうことは，およそ0.2から4％の確率で起こり，その半数以上で硬膜穿刺後頭痛（PDPH）が発生すると言われています．頭痛は穿刺から48時間以内に発生しますが，まれに数日たってから起こることもあるようです．PDPHは，4〜6日続き，10％あまりの患者さんでは1ヵ月以上続きます．前額部や後頭部の締め付けられるような痛みが特徴で，立ったり，座ったりするとひどくなります．ベッドから起き上がることができなくなり，離床が遅れ，入院期間を延長させるやっかいな合併症の一つです．

　PDPHの原因は，硬膜に空いた孔から脳脊髄液が漏出し減少するためと考えられています．穿刺のリスクは，術者の経験，患者さんの皮膚から硬膜外腔への距離の長短や硬膜穿刺の既往などがあります．硬膜穿刺は，髄液が穿刺針から逆流してくればすぐ気が付きますが，1/4ほどはカテーテルを挿入した時に認識されません．麻酔の効果がとても速くあらわれたり，下肢の運動が予想外に強くブロックされたり，維持中に重篤な低血圧が発生した場合には，カテーテルがくも膜下腔に挿入されているかもしれないサインです．

＊意図せず硬膜を穿刺した場合にはどうすればよいのでしょうか．
　硬膜穿刺時に行うPDPH予防方法については，限られたエビデンスしか存在しません．頭痛の発生を予防するために，硬膜穿刺で空いた穴にカテーテルを通し，くも膜下腔にカテーテルを留置して，くも膜下麻

酔として使用する方法があり，頭痛の頻度が減るとされています．この場合，投与する局所麻酔薬が変更されますので，薬液を間違わないよう，"カテーテルはくも膜下にあり，硬膜外カテーテルではない"ことをラベルに大きく書いておきます．もちろん感染防止には十分留意しなければなりません．

再度留置した硬膜外カテーテルから，生理的食塩水やモルヒネを注入する方法も効果があったと報告されていますが，別の椎間からカテーテルを硬膜外腔に挿入する際には，再度硬膜を穿刺するリスクが高くなるので要注意です．

＊PDPH の古典的な治療は臥床，輸液負荷でした．

しかし，ほとんど無効で，輸液負荷では頻回にトイレに行かなければならず，頭痛を増悪させることになります．薬物療法には NSAIDs，ACTH，カフェイン等の投与などがありますが，その効果は限定的です．今のところ有効と認められている方法としては，患者さんの自己血を 20 ml ほど硬膜外腔に注入する硬膜外"自己血パッチ"があります．硬膜外腔へ血液を注入することで脳脊髄の圧が上昇し，注入された血液が凝固して孔を塞いで髄液の漏出を減らすことで頭痛が改善すると考えられています．硬膜穿刺から 48 時間以内の施行は，48 時間以上の施行に比べ頭痛の再発が多く，また軽症例では自然寛解も期待できるので，数日は保存的治療を優先してもよいでしょう．

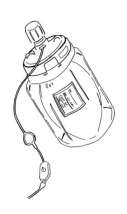

File No. 72 硬膜外カテーテルと静脈ルート，間違えたことありますか？

"薬剤の誤投与！"．病院で起こる医療ミスのなかでも真っ先に思いつくものです．医療安全全国共同行動では，"行動目標 1"と最初に取り上げられています．似た名前の全く違う薬を投与してしまった，mg（ミリグラム）と ml（ミリリットル）を混同してしまい何倍もの量を使ってしまった，"危険薬"とは知らなかったなど，重大な結果を招きかねない例がいままでにたくさん起こっています．ニュースになるようなことも多いので，みなさんも聞いた覚えがあるのではないでしょうか．

さて，硬膜外麻酔は手術の痛みをやわらげるために広く使われています．手術の前に脊髄の近くにカテーテルを挿入し，局所麻酔薬や麻薬を注入しますが，このカテーテルから静脈に投与する薬を誤って投与してしまったり，逆に硬膜外に投与するはずだった薬を静脈ラインから投与してしまったりするミスが知られています．これらは医療事故としてたくさんの報告がありますが，患者さんにはっきりした影響が起こらないことも多く，実際には報告よりもっと頻繁に起こっていると思われます．中には経管栄養のチューブや血圧測定用のカフチューブと硬膜外カテーテルを接続してしまったというようなものもあるそうです．不幸にも亡くなれた方や，永続的な麻痺が残った患者さんもあり，決して軽視できないものです．

現在，一般的に勧められている予防策として，次のような対策が取られています．
- カテーテルの接続部に，シールなどで「硬膜外」「静脈」と明示する．
- 薬剤注入時や接続時にはダブルチェックで確認をする．

などです．しかし，このような医療者の行動を変えるとか，それぞれが注意するというやりかたの安全対策では限界があるのも確かです．

＊そもそも，"異なる薬剤ルートが互いに接続できてしまう"ということが，間違いの根本的な原因です．

注射器や静脈ラインに使われているのが"ルアー接続（ルアーロック，ルアーテーパー）"です．もともとは注射針と注射器をつなぐために作られたものですが，シンプルで確実に接続できるので，硬膜外麻酔のカテーテルやその他の医療機器にも広く使われるようになりました．一人の患者さんの入院中に使われるルアー接続を使用した医療機器は，40種類にものぼるとも言われています．これらの異なる目的の医療機器が，互いに接続できてしまうことが問題なのです．

＊これを解決する試みとして，硬膜外カテーテル専用の新しい接続法の開発が進められています．

　形状と大きさを工夫して，静脈ルートと接続できないようにするものです．同じような仕組みのものに麻酔器のガス配管に用いられている"ピンインデックスシステム"があります．酸素，空気，笑気それぞれの配管が，それぞれ専用のコネクターにしかつなげないようになっています．接続できなければ間違いも起こらない，というわけです．

　こういうものを安全管理の用語で，"fool proof"（バカでも間違わない）というそうです．"自分はバカじゃない！"と思う人もおられるかもしれませんが，人は必ずミスをするもの．どんなに疲れてぼんやりしていても，間違えない仕組みがあれば安心して使えますね．

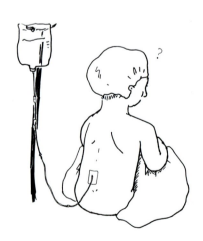

File No. 73

腹腔鏡手術と筋弛緩

　腹腔鏡手術では，腹腔内臓器を観察して手術操作をしますが，まず前方の壁側腹膜と後方の臓側腹膜との間に空間を作成する必要があります．その方法として，気腹法と吊り上げ法があります．前者は，腹腔に気体を注入して腹壁を前方に挙上し，腸管などの臓器を背側（後腹膜側）に圧排し，後者は，文字通り腹壁をワイヤーで持ち上げることでそれぞれ手術に必要な空間を作成します．

*開発当初の内視鏡下手術は，針を腹膜間に刺入して腹腔に気体を注入する気腹法として始まりました．

　この方法は，気腹圧に比例して手術視野はよくなりますが，高い圧に長時間晒されることで，合併症の危険が増加します（高炭酸ガス血症，無気肺，横隔膜過伸展による関連痛，下肢静脈血栓症，不整脈，ショック，ガス塞栓，縦隔気腫，皮下気腫など）．さらに気体を注入しつづける必要もあります．一方，吊り上げ法では，吊り上げ用機器と鉗子が交差したり，吊り上げを適正にしないと十分な視野が得られないことや，臓器の背側への圧排が不十分なことから良好な視野が確保しにくいことなどに課題が残っていますが，超肥満体や開腹手術の既往例，高度癒着などの手術には有効と思われます．

*ところで気腹法が主流の腹腔鏡下手術ですが，手術のやり易さと手術時間の短縮が追求されるようになってきています．

　手術がやりやすいと，当然円滑に手術が進み，手術時間が短くてすみます．

　気腹圧は低く，しかし視野は広く．相反する課題を解決するには，腹腔周囲の筋群の緊張を確実になくすことです．徹底的に筋弛緩効果を得ることで気腹圧を下げることができ，関連痛まで減るそうです．

＊では，たくさん筋弛緩薬を投与すればいいかというと，通常の回復拮抗より多くの拮抗薬が必要となります．

　術後の筋弛緩残存は，誤嚥や気道閉塞，低酸素症につながります．スガマデックス（ブリディオン®）により完全拮抗が可能となっても，用量が適切でないと1.7～9.4%の患者で筋弛緩が残存します．また，深筋弛緩状態を継続するために必要な筋弛緩薬の追加投与量は若年者と高齢者では大きく異なり（同量投与で，高齢者では持続時間が2倍に延長），高齢者においては必要量が少ない上に個人差が非常に大きく過剰投与になり易く，術後の残存がより発生し易くなります．

　勘や経験に頼るのではなく筋弛緩モニターを使用して，筋弛緩状態を客観的に把握することが必要です．ポストテタニックカウント（PTC）が1～2程度の深い筋弛緩状態では，気腹圧は8mmHgでも視野は十分確保でき，合併症も減ります．日本では，筋弛緩モニターの装着率は世界的にもかなり低いようです．患者の安全だけでなく，筋弛緩の遷延で長時間手術室を占有しないためにも，筋弛緩状態のモニターは必須です．

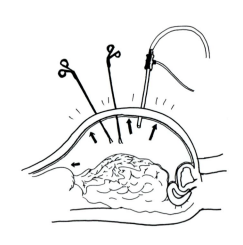

File No. 74

腹腔鏡手術と肩の痛み

　手術侵襲は患者さんに大きな負担となります．手術の侵襲を抑えるために，麻酔はもちろん手術方法も日々進歩し続けています．その一つが，低侵襲内視鏡下手術（以下，鏡視下手術）です．

　鏡視下手術は，従来の創部を大きく開けて行う手術と異なり，モニター画像を見ながら（間接視下に），限定された操作空間で多くの種類の器具を遠隔操作します．手術の内容自体は従来の手術とほぼ変わらないように思われますが，体表の切開創が小さく，整容性に優れていて，患者さんには朗報です．日本では 1980 年代終わり頃から始まり，その後増加の一途を辿り，診療科・施設によっては半数以上を占めるようになりました．

　しかし，低侵襲で傷も小さく術後痛も少ない鏡視下手術のはずでしたが，術後に肩の痛みを訴える患者さんが当初からおられました．気腹の圧にもよりますが，35〜63％の患者さんに発生して 24〜48 時間持続します．

＊どうしたことでしょうか．

　局所麻酔で行った腹腔鏡下婦人科手術や胆嚢摘出術の患者さんが，手術中に肩の痛みを訴えたり，横隔神経ブロックが奏効することなどから，横隔神経を介した関連痛であることが考えられますが詳しいメカニズムは判っていません．腹腔内の炭酸ガスが，湿潤な横隔膜表面で炭酸となり，局所のアシドーシスを引き起こすことで横隔神経を刺激するという説や，横隔膜や横隔神経が，物理的に引っ張られたり，伸ばされたりすることで炎症性メディエーターが放出され発症するという説もあります．

　炭酸ガスの総使用量と肩の痛みの発症率に相関が見られたり，腹腔内に残った炭酸ガスを強制的に追い出す〔気腹終了前に，40 cmH$_2$O の気道内圧で 6 秒間肺を膨張させる（肺リクルートメント）〕ことで肩の痛みの訴えが有意に減少するようです．生理食塩水で腹腔内を満たした

り，炭酸ガスを加湿したり，温めたりと涙ぐましい努力がされています．気腹圧を下げることも効果がありそうです．12 mmHg の気腹圧では術後の肩痛が 60％にみられましたが，8 mmHg では何と 29％に半減したという研究結果が報告されています（Olav, 2015）．しかし，低い気腹圧では視野の確保が難しいため，筋弛緩薬をたくさん使って，お腹を柔らかくしなければなりません（⇨ 73 腹腔鏡手術と筋弛緩）．

* どうして横隔膜の刺激が肩の痛みを招くのでしょうか．

　冷たいアイスクリームを食べると，咽頭の神経が刺激されるのに後頭部またはこめかみに痛みを感じます（icecream headache）．ある受容器の興奮が，同じレベルの脊髄に入る皮膚からの線維のシナプスを興奮させて，この興奮が中枢に伝えられてあたかも体表面が痛いように感じられる関連痛と考えられます．つまり，胆嚢や横隔膜面などに炭酸による酸性環境や物理的牽引・伸張という刺激が加わった時に，そこからの痛み情報が横隔神経から脊髄の外側視床路に入力されます．その際に，同じレベル（$C_{3～5}$）の脊髄に入力している皮膚デルマトーム領域に痛みを感じてしまうわけです．

　ちなみに，$C_{3～5}$ レベルでは，頸横神経（C_3），鎖骨上神経（$C_{3, 4}$），肩甲上神経（$C_{5, 6}$）から刺激が入ってくるので，"喉が苦しい，痛い"，"肩甲骨の辺りが痛い" となり，横隔神経症状として "胸部圧迫感，胸内苦悶感，胸痛" などとして認識されるわけです．

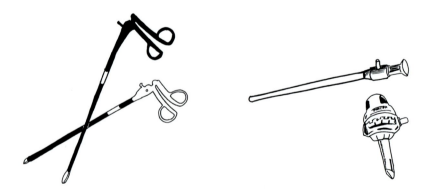

File No. 75 悪性高熱症

皆さんは実際に目の前で悪性高熱症（MH; malignant hyperthermia）に遭遇されたことがありますか．多くの方は遭遇されたことはないでしょう．悪性高熱症の発症頻度は非常に低く（全身麻酔5,000～150,000例に1例），手術スタッフが一生に一度遭遇するかどうかです．しかし，致死率が非常に高く（10～15％），手術スタッフ，特に麻酔科医にとってまさに悪夢です．幸い日本での悪性高熱症の発症は，プロポフォールが発売された1995年以降減少し，2000年以後では毎年4～5例と非常に少なくなっています．MHを知らない麻酔科医はいないと思いますが，麻酔科医不在の手術室でも異常な体温上昇へ対応できるよう，突然発症する悪性高熱症について日頃から備えておきましょう．

　悪性高熱症は，骨格筋の筋小胞体（SR）のリアノジン受容体（RYR）や電位依存性Caチャネル（DHPR）の変異によるカルシウム代謝異常で，揮発性吸入麻酔薬やスキサメトニウム（SCh）によって誘発され，骨格筋細胞内のカルシウムイオン濃度が調節不能となり上昇することで発症する常染色体優性遺伝の潜在的筋疾患です．1型リアノリジン受容体遺伝子（RYR1）の変異を持つ患者が全身麻酔を受けると発症し，RYR1遺伝子検索から2,000人に1人はMH素因があると推察されています．

　骨格筋細胞内のCa^{2+}の調節機構が破綻し，Ca^{2+}濃度が持続的に上昇した結果，骨格筋細胞内の代謝が亢進し，体温上昇，呼吸性・代謝性アシドーシス，頻脈・不整脈，SpO_2・PaO_2の低下，筋硬直，横紋筋融解などが生じます．SCh単独でよりも，揮発性吸入麻酔薬とSCh併用例で発症しやすいことも分かってきました．

　臨床診断基準には，盛生らの臨床診断基準とclinical grading scale（CGS）があります（⇨ 76 悪性高熱症の診断基準）．

* **治療は，下記の通りです．人手を集め，外科医に手術の早期終了を要請しましょう．**

　治療の開始が遅れると，予後にも影響します．手術室では，麻酔方法を問わず呼吸・循環・体温のモニタリングは必須です．

* **急性期の治療**

(1) 麻酔薬剤投与の中止：直ちにトリガーとなる薬剤（揮発性吸入麻酔薬）投与を中止し，高流量の純酸素で過換気にして吸入麻酔薬濃度を低下させる．麻酔器の交換や回路の交換は人手が多くあるときのみに行い，治療を優先させる．

(2) ダントロレン投与：ダントロレン（1バイアル20mg）は，生理食塩水や電解質液ではなく，"蒸留水" 60mL以上に溶解し，1〜2mg/kgを10〜15分かけて静脈投与する（最低5〜6バイアルは必要）．症状が改善するまで随時追加投与する（最大7〜10mg/kg）．ダントロレンは難溶性なので，蒸留水に溶かすには時間を要す．

(3) 強制冷却：中枢温が38℃以下になったら冷却を中止する（そのまま冷やし続けるとさらに低体温になり，シバリングによる体温上昇を引き起こす）．

(4) 不整脈出現時はリドカインを静注する．カルシウム拮抗薬の投与はダントロレンとの併用により心停止の報告があり慎重投与が必要．

(5) アシドーシスに対し，血液ガス所見により $NaHCO_3$（重炭酸ナトリウム）を投与する．

(6) 利尿：輸液と利尿薬（フロセミド）投与で，十分な尿量（2ml/kg/時以上）を得る．

(7) 高カリウム血症が，心電図（テントT波）や血清電解質検査で認められたら，インスリン50単位，50%ブドウ糖液50mlで補正し，改善した時点で中止する．

(8) 以後，再発の可能性があるので，最低24時間は厳重な患者監視を続ける．異常頻脈，体温上昇（38℃以上）が再度みられるときダントロレン1mg/kgを追加反復投与する．ショックバイタルでは，通常のショックに対する治療を加えて行う．

File No. 76 悪性高熱症の診断基準

悪性高熱症は，臨床診断にて疑われ，筋生検による骨格筋診断と遺伝子診断により，確定診断されます．

臨床診断は，臨床症状と検査データによってされますが，悪性高熱症に特異的な症状はありません．体温上昇，呼気炭酸ガス濃度増加，筋強直，着色尿などから悪性高熱症を疑うことになりますが，大切なことは悪性高熱症の疑いを持つことです．

臨床診断基準には，盛生らの臨床診断基準と clinical grading scale (CGS) があり，本邦では主に前者が，欧米では後者が主に用いられています．

＊盛生らの臨床診断基準
体温を指標として，劇症型と亜型に分類される．
- 体温基準
  - A．麻酔中，体温が 40℃以上
  - B．麻酔中 15 分間に 0.5℃以上の体温上昇で最高体温が 38℃以上
- その他の症状
  1) 原因不明の頻脈，不整脈，血圧変動
  2) 呼吸性および代謝性アシドーシス（過呼吸）
  3) 筋強直（咬筋強直）
  4) ポートワイン尿（ミオグロビン尿）
  5) 血液の暗赤色化，PaO_2 低下
  6) 血清 K^+，CK，AST，ALT，LDH の上昇
  7) 異常な発汗
  8) 異常な出血
- 診断
  1) 劇症型（f-MH）：A か B を満たし，その他の症状を認める．
  2) 亜型（a-MH）：体温基準を満たさないが，その他の症状がある．

欧米での診断基準で，症状別カテゴリーの総得点から6段階で評価します。
Clinical Grading Scale（CGS）(Larach, et al: Anesthesiology. 1994; 80: 771)

プロセスⅠ：筋強直			
全身筋強直	15	SCh 投与後の咬筋強直	15
プロセスⅡ：筋崩壊			
SCh 投与後の CK 上昇 >20,000 IU	15	SCh 非使用での CK 上昇 >10,000 IU	15
周術期のコカコーラ様着色尿	10	尿中ミオグロビン>60μg/L	5
血清ミオグロビン>170μg/L	5	血清 K^+>6 mEq/L（非腎不全）	3
プロセスⅢ：呼吸性アシドーシス			
適正な人工呼吸下に $PetCO_2$ >55 mmHg	15	適正な人工呼吸下に $PaCO_2$ >60 mmHg	15
自発呼吸下に $PetCO_2$ >60 mmHg	15	自発呼吸下に $PaCO_2$ >65 mmHg	15
不自然な呼吸（麻酔科医判断）	15	不自然な頻呼吸	10
プロセスⅣ：体温上昇			
不自然な体温上昇（麻酔科医判断）	15	周術期の不自然な体温上昇 >38.8℃	10
プロセスⅤ：心症状			
不自然な洞性頻脈	3	心室性頻拍または心室細動	3
プロセスⅥ：家族歴			
1 親等に MH 素因あり	15	1 親等以外の MH 素因あり	5
その他の指標			
動脈ガス分析で BE<−8 mEq/L	10	動脈血 pH<7.25	10
MH 家族歴と麻酔歴での特異所見	10	安静時 CK 高値（MH 家族歴あり）	10
ダントロレン投与による呼吸性代謝性			
アシドーシスの改善	5		

総得点	MH ランク	MH の可能性
0	1	否定的
3〜9	2	極めて低い
10〜19	3	低い
20〜34	4	可能性あり
35〜49	5	かなり高い
50〜	6	ほぼ確実

- 同一プロセス内の最高点をとり，加算しない．
- その他の指標のみ加算できる．
- 総得点により MH ランクを決定．

File No. 77 悪性高熱症素因者の麻酔

　急性虫垂炎の小児の緊急手術で，麻酔の説明を母親にしていたところ，「実は，昔全身麻酔を受けた時に麻酔科の先生からこのようなものを受け取りました.」と，手紙のようなものを渡されました．拝見したところ，この母親が40年前（5歳の頃），ヘルニアを全身麻酔で行う際に，ハロタンにより導入し，スキサメトニウム（sch）を投与後に開口障害が生じたこと，体温上昇やミオグロビン尿はなかったこと，悪性高熱症（MH）の可能性が示唆されることなどが記載されていました．次回麻酔を受ける機会があるときに麻酔科医に相談しなさいと言われ，以来肌身離さず持っておられた様子でした．
　患者本人や母親以外の血縁者の麻酔歴には問題なく，筋疾患や熱中症の罹患歴もありませんでした．患者本人の初歩行の遅れや側彎もありませんでした．術前のCK値は正常でした．
　母親の場合は，MH亜型であると思われること，お子さんのMH素因は特殊な検査でしかわからないこと，現在の病態では手術の延期が不可能であること，MH発生要因とされる麻酔薬は使用しないこと，万が一発症してもダントロレンが準備されていることなどを説明しました.

現在，ダントロレンの予防投与は，本邦では認められていません．予防投与が有効という報告はありますが，外国でも推奨されていません．
　麻酔の準備として，麻酔器内の残存麻酔薬の洗い流しが必要です．酸素10L/分を20分以上流して，麻酔器内に残存していると思われる吸入麻酔薬を洗い出します．活性炭フィルターがあれば，揮発性吸入麻酔薬の除去に効果的です．
　麻酔方法は，TIVAで行い，非脱分極性筋弛緩薬（ロクロニウム）を使用し，手術終了時にはスガマデックスも投与しました．非脱分極性筋弛緩薬は，MH発症を遅らせる作用が示唆されていますが，ネオスチグ

ミンによる拮抗後に MH が発生したという報告もあります．ということは，スガマデックスでも発症の可能性があるかもしれません．今回は使用しませんでしたが，局所麻酔薬は MH を誘発しないので，局所浸潤麻酔，伝達麻酔，硬膜外麻酔，脊髄くも膜下麻酔は安全です．

＊発症に備えてダントロレンを準備しておきましょう．

　発症した場合には，1 バイアルを"蒸留水"60 mL 以上に溶解して，1〜2 mg/kg を 10〜15 分かけて静脈投与します．

　MH が疑われる患者さんやその家族の手術に際して，患者さんの希望や担当医が必要と判断した場合に CICR 速度検査を行うことが理想的ですが，国内では，広島大学と埼玉医大でしか検査できません．

　過去に MH が疑われ確定診断に至っていない患者さんが，今回の場合のように，家族のために MH 素因の有無の診断を希望されることも増えていくでしょう．一方，遺伝子診断により 1 型リアノジン受容体遺伝子（RYR1）の変異を探すこともありますが，MH 素因患者で全 RYR1 のシークエンシングを行っても，約 30〜40% では変異が発見されておらず，本邦では臨床レベルでの遺伝子検査は行われていません．

　今回の場合，母親に十分説明して納得され，麻酔も問題なく終わりましたが，2,000 人に 1 人は MH 素因があると推察されています．いつ発生してもおかしくない状況とも言えます．備えあれば憂いなしです．ゆめゆめ対策を怠りなく！

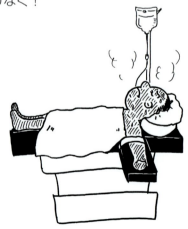

File No. 78 緊急帝王切開と全身麻酔

緊 急産科手術と言えども，一般的な麻酔前評価が基本です．患者情報（原疾患の病態，術式，説明内容）を確認して，気道系の評価（換気・挿管困難の予測，迅速導入や筋弛緩薬投与の是非），中枢神経・心臓・肝臓・腎臓などの機能および予備力の評価，麻酔計画（呼吸・循環・代謝・体液管理）の立案，合併症の予測とその対策を立てます．

患者や家族から，"SAMPLE"に従って患者情報を得ます．
〔S：symptoms〕　母体の症状は？　胎児心拍は？
〔A：allergy〕　　アレルギーは？
〔M：medication〕投薬内容は？
〔P：past history〕既往歴，合併症は？
〔L：last meal〕　最終飲食は？
〔E：event〕　　　何が起きている？　緊急度は？

これらに加え，妊娠週数，胎児の予測体重などをチェックします．

さらに，妊婦さんでは通常の術前診察に加えて，以下の点に注意が必要です．

*緊急帝王切開術における妊婦の特殊性

A. **気道評価**：妊婦さんは，分娩時には強くいきむことで上気道の浮腫が増悪し，換気困難・挿管困難となりやすいので，気道の評価は重要です．気道確保困難による低換気や無呼吸により低酸素血症が速やかに進行し，また，全身麻酔に移行することもあるので，術前気道評価は必須です．Mallampati 分類は，妊娠前よりも妊娠後，陣痛前よりも陣痛後に悪化し，その半数が Class ⅢまたはⅣですので，緊急帝王切開術では，麻酔導入前の Mallampati 分類を必ず評価しましょう．妊娠高血圧腎症，上気道感染，輸液負荷した場合には，上気道の浮腫がより著明となります．

B. **消化器系の評価**：妊娠すると，下部食道括約筋の収縮力が低下し，

胃内圧は上昇傾向となります．最終経口摂取時刻，飲食の内容・量などを必ず確認しましょう．
- C. **筋骨格系の評価**：緊急手術でも区域麻酔が選択されることがありますが，浮腫や肥満などにより，触診による棘間の同定が難しいこともあるので，必ず事前に背部の診察をしておきます．超音波診断装置も区域麻酔には有用です．穿刺困難と判断したら，全身麻酔に変更します．

＊緊急帝王切開の術前評価

　緊急帝王切開術の適応により緊急度や問題点が異なります．常位胎盤早期剥離や子宮内胎児死亡（intrauterine fetal death；IUFD）では産科DICに，HELLP症候群や重症妊娠高血圧腎症では血小板減少，肝・腎障害に留意します．子宮破裂・臍帯脱出・胎児遷延徐脈では，超緊急帝王切開となります．

＊術前投与薬剤

- A. **リトドリン**：子宮胎盤血流の改善や早産の防止のために投与されますが，β作動薬であることからエフェドリンの効果を増強することがあります．またカリウムの細胞内取り込みを促進するため，中止90〜150分後にピークとなる血清カリウム上昇の可能性があります．
- B. **マグネシウム**：子癇に対する投与では，帝王切開術後まで投与が継続されます．早産予防では術前に投与が中止されますが，血中マグネシウム濃度は帝王切開終了時にも高値が続きます．中枢神経抑制や筋弛緩薬の作用増強，子宮収縮薬の必要量の増加や他の子宮収縮薬の併用などを考慮する必要があります．

File No. 79 カイザーグレード A

　母子センターから，"グレードA"との連絡が入ってきました．
　第一報を受けたリーダーは，スタッフの招集，手術室の調整，手術器材や麻酔の準備などテキパキと指示を出していきます．予定手術で患者さんが入室しようとしていましたが，患者さんと家族，主治医に事情を説明して予定をずらしてもらいます．
　準備ができたかどうかのタイミングで，ベッドごと妊婦さんが周産期チームと共に手術室に運ばれてきました．産科医は手洗いなしで，手術用手袋，ガウン，アイゴーグルをつけて，消毒薬を手にして待っており，妊婦さんが手術台に移った途端，その消毒薬で消毒というよりお腹に一面にぶっかけます．同時に麻酔科により全身麻酔が導入され，気管挿管されました．手術用ドレープがかかると同時に，腹部・子宮が切開され，臍帯がクランプされ，児が娩出されました．直ちに，小児科スタッフによる処置が開始され，NICUに移動していきました．第一報から娩出まで25分でした．

帝王切開術は，非緊急（予定）帝王切開術と緊急帝王切開術に大別されます．
　緊急でもある程度の時間的余裕がある場合から，母児救命のために一刻を争う超緊急事態まであります．緊急度により"グレードA"から"グレードD"まで分類され，"グレードA"とは，"超緊急帝王切開術"のことで，最も緊急度の高いものです．
　重症早期胎盤剥離，子宮破裂，前置血管破裂，高度持続徐脈，臍帯脱出など，短時間で胎児死亡の可能性がある場合が該当します．娩出が遅れると，神経障害後遺症など娩出児の予後に影響するので，手術決定から胎児娩出まで30分以内が目標とされています．このような状況は予測不可能です．予定された帝王切開術や通常の分娩時でも，経過中に超緊急帝王切開術が必要となる可能性がありますので，その対応策をあら

かじめ講じておく必要があります．

＊グレードAとは！

　連絡があってから30分以内で娩出ですので，日常の緊急手術対応では間に合いません．手術・麻酔の説明や同意の取得などしている時間はありません．産科医は，産婦の入院時に，急変時の対応を説明しておき，患者さんあるいは家族に"グレードA"であることを説明し，緊急用同意書にサインをもらいます．麻酔科医は，術後に患者さんに事情を説明し，カルテにその旨記載しておきます．

　器材はセット化されており，梱包を開ければ基本的なものは揃っています．手術機器は滅菌コンテナを開けるだけです．麻酔は全身麻酔が第一選択となります．局所麻酔では，執刀までに時間がかかるからで，状況に応じた対応が必要です．全身麻酔ですが，麻酔導入後のCVCI＊に備えて，DAMカートも用意しておきましょう．

　＊ CVCI; cannot ventilate and cannot intubate.

表

グレード	目標時間	適応
A	30分以内	重症早期胎盤剥離，子宮破裂，前置血管破裂，高度持続徐脈，臍帯脱出
B1	1時間以内	胎児ジストレス
B2	2時間以内	分娩停止，早期胎盤剥離
C	3-4時間以内	妊娠高血圧，予定帝切患者の陣発
C	急がない	予定帝王切開

File No. 80
どのくらい傾けていますか？
仰臥位低血圧症候群

帝 王切開ではどのような体位を取っていますか？"なにを今さら"との声が四方八方から伝わってきそうです．"仰臥位で，子宮左方移動（LUD: left uterine displacement）に決まっているでしょ！ちなみにLUDは，妊婦の右の腰を15°挙上します．"

*"本当に15°でええの？"

　仰臥位低血圧症候群は，1953年，妊婦さんを仰臥位にしたら160例中18例に低血圧を生じ，それは子宮による下大静脈閉塞が原因だと初めて報告されました．その後1960年代には，血管撮影と上下肢の血圧測定結果から，腹部大動脈も圧迫され子宮への血流が減少すると報告されました．以来，"大動静脈圧迫（Aorto-Caval Compression）"という用語が麻酔科領域で認識されてきました．

　1972年に，くさび状の枕を挿入して15°傾けることで，Apgarスコアーの上昇や胎児仮死の減少が認められました．これは，"妊婦の体が傾くことで下大静脈圧迫が解除されたためだ"ということで，この角度が今日に至るまで手術室などで適用されています．

*最近，"本当に15°でいいのかな"，と疑問を持った麻酔科医によるMRIでの調査結果が報告されました．

　それによると，なんと驚いたことに仰臥位でも体を傾けても，腹部大動脈の圧迫が認められなかったこと，下大静脈は，非妊婦では圧迫はなかったが，妊婦ではほぼ完全に圧迫されていたこと，15°の傾斜では圧迫の解除はできなかったこと，30°でやや回復し，45°にしても30°と変わりがなかったことなどが分かりました（Higuchi, 2015）．その間，母体の循環動態の変動はなかったそうです．この研究の対象が，分娩中ではないこと，麻酔状態でないこと，小柄な日本人であることなどの問題はありますが，"妊婦さんを仰臥位にするなら15°に傾けておけばよ

ろしい"とルーチン化している日常には反省が必要です．

　経験的には，低血圧になっても母胎には深刻な問題は起きないようですが，胎児の状態が急変するようなら，躊躇なく妊婦を 30°〜45°に傾けなければなりません．

　日常業務を絶えず疑問視し，先端技術で解決された手法は賞賛に値すると思います．このような研究が今後とも行われると，手術室業務も変わるかもしれません．

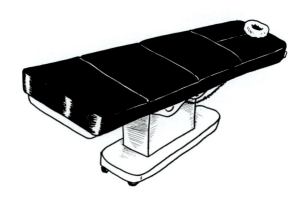

文献　Higuchi H: Anesthesiol. 2015; 122: 286.

File No. 81 子宮収縮薬は何にしますか？

帝王切開では児娩出後に子宮収縮促進のために子宮収縮薬の投与が行われます．これには，オキシトシンとメチルエルゴメトリンがあります．どちらも，循環器系などに重篤な影響をもたらすので，使用にあたって十分な注意が必要です．

＊オキシトシン

　これは子宮収縮薬の第一選択ですが，帝王切開後のオキシトシンの至適投与量は明らかではなく，慣例的に5U程度を初期投与されていました．添付文書にも，帝王切開術で胎児娩出後に，「点滴静注法：オキシトシンとして，5～10単位を5％ブドウ糖注射液（500 mL）等に混和し，子宮収縮状況等を観察しながら適宜増減する．」と記載されています．しかしオキシトシンは，低血圧や頻脈，心電図 ST 変化，不整脈，悪心・嘔吐，頭痛，フラッシングなど副作用が多く，さらには過量投与による死亡例も報告されています．特に，循環血液量の減少した状態や，心機能予備能の少ない場合には注意が必要です．

A．投与量

　十分な子宮収縮を得るためのオキシトシンの初期投与量は，予定帝王切開症例で0.35単位，術前より分娩誘発や促進のためにオキシトシンが投与されていた場合では，オキシトシンに対する感受性が低下するため約3単位程度必要とされています．

　5単位以上の急速投与は，子宮収縮を改善させることなく低血圧の危険を増加させるので避けるべきであるとの報告もあり，麻酔科医を含む手術スタッフは，子宮収縮薬を術者の指示で漫然と使用するのではなく，その効果・副作用を熟知して安全に使用しなければなりません．

B．投与方法

　①児娩出後に，5単位を5 ml に希釈し2.5単位を5分間で投与する．
　②児娩出後に，5単位を500 ml の輸液に入れ，2.5単位/時の速度で

持続投与開始する.
③産科医より子宮収縮薬追加の依頼があった場合には2.5単位を5分間で投与する.
④さらに追加の子宮収縮薬を投与するときにはメチルエルゴメトリンを投与する.

***子宮収縮の第二選択薬として，メチルエルゴメトリンがあります．**

メチルエルゴメトリンは麦角アルカロイドで，子宮の平滑筋の収縮，特に子宮上部および子宮下部の強直性収縮をもたらします．一方，血管攣縮作用があり，高血圧，妊娠高血圧症候群，心疾患，閉塞性血管障害などの併存疾患がある場合には，危機的高血圧や冠動脈攣縮，脳血管障害など重篤な副作用のリスクがあるため，慎重に投与する必要があります．

A. 投与方法

0.2 mg を緩徐に静注したり，乳酸リンゲル液や生理食塩水で希釈して持続静脈内投与します．作用発現までの時間は，静注では0.5～1分，筋注で2～5分です．効果の持続は，6～8時間程度です．

***特殊な病態での使用として，癒着胎盤と前置胎盤があります．**

癒着胎盤では，児娩出後の子宮収縮薬使用の可否を術者と相談しておきましょう．胎盤を剥離しないことで出血量の減少を図るので，娩出後のルーチンとして投与すると胎盤剥離を助長する危険性があります．しかし，剥離してしまったら，胎盤剥離面からの出血を抑えるために子宮収縮薬が必要となることもあり，術者と相談しましょう．

前置胎盤では，十分な子宮収縮が止血のためには必須です．上記のオキシトシン投与プロトコールで，子宮収縮の程度に応じて段階的に子宮収縮薬を追加します．循環血液量が低下している場合には低血圧に注意します．吸入麻酔薬は子宮弛緩作用があり，児娩出後使用は控えましょう．

文献　緊急産科手術の麻酔に備える．克誠堂出版；2014.

File No. 82

輸血合併症

　術前の貧血と術中の出血で，Hbが5.5 g/dlとなり，RCCが4単位投与された患者さんの手術が終了しました．ドレープを剥がすと，前胸部に発赤や蕁麻疹が認められました．バイタルサインは安定しており呼吸器症状もなく，輸血に伴う非溶血性副作用であるアレルギー反応と考え，抗ヒスタミン薬やステロイドが投与されました．その後症状は速やかに改善し，病棟に帰りました．

輸血は一種の臓器移植で，ヒトの血液を静脈内に投与します．17世紀の中頃，羊の血液を使用した記録がありますが，19世紀に異種の動物の血液輸血が溶血反応などを起こすことがわかるまで300例以上行われました．その頃に，ヒトからヒトへの輸血も始まりましたが，血液型不適合や血液凝固などが原因で多くの犠牲者が出ました．20世紀初頭，ラントシュタイナーによる血液型の発見，抗凝固剤の開発などを経て今日に至っています．

* **輸血療法の恩恵を多くの患者さんが受けていますが，副作用が全くないわけではありません**[1]**．**
　非溶血性・溶血性副作用，GVHD，感染症などです．赤十字血液センターに報告された副作用件数は，1,662件（2013年）でした．冒頭の例のような非溶血性副作用が大半（91.2％）を占め，そのうち症状が重篤と判断されたものは46.4％でした．
　製剤別では，赤血球製剤6,200本あたり1件，血漿製剤4,300本あたり1件，血小板製剤では1,500本あたり1件の頻度でそれぞれ報告されています．軽度の症状から重篤な副作用まで，その対応によっては不幸な結果を招かねません．輸血中には，表のような症状の観察を行い，異常を認めた場合，適切な対応が必要です．

表 輸血副作用の症状項目[2]

1) 発熱（≧38℃，輸血前値から≧1℃上昇）	10) 頭痛・頭重感
2) 悪寒・戦慄	11) 血圧低下（≧30 mmHg の収縮期血圧低下）
3) 熱感・ほてり	12) 血圧上昇（≧30 mmHg の収縮期血圧上昇）
4) 瘙痒感・かゆみ	13) 動悸・頻脈（成人：100 回/分以上，小児は年齢による頻脈の定義に従う）
5) 発赤・顔面紅潮（膨隆を伴わない）	
6) 発疹・蕁麻疹（膨隆を伴う）	
7) 呼吸困難（チアノーゼ，喘鳴，呼吸状態悪化等）	14) 血管痛
8) 嘔気・嘔吐	15) 意識障害（意識低下，意識消失）
9) 胸痛・腹痛・腰背部痛	16) 赤褐色尿（血色素尿）
	17) その他

*　　　　：重症副作用の可能性が高く，詳細を確認します．

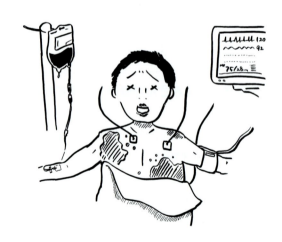

文献
1) 日本赤十字社：輸血情報1410-140.
2) 日本輸血・細胞治療学会輸血療法委員会：輸血副作用対応ガイド．

File No. 83 重症輸血副作用

輸血副作用の多くは軽症や中等症ですが，2013 年に赤十字血液センターに報告された非溶血性輸血副作用によると，アナフィラキシーなどの重症アレルギー反応，TRALI（輸血関連急性肺障害）や TACO（輸血関連循環過負荷）による急性呼吸器障害など，重症副作用を発症する場合があり，報告数の 44.2％を占めています。

＊重症副作用が疑われた場合，診断項目表を利用することで，迅速かつ的確な対応ができます．

　次頁の 17 の症状項目は，診断名（疑い）の欄にある 8 疾患で見られる症状・所見について示してあります．診断項目表の患者症状欄に該当する症状・所見を記入することで，合致率の高い診断名を疑って，必要な血液検査や胸部単純撮影などの検査を追加します．輸血後肝炎などその他の副作用については，各副作用の診断方法や基準に沿って診断します．

＊ではこのような重篤な副作用の可能性がある場面に遭遇した場合，どうすればよいのでしょうか？

　以下の対応を行います．

1) 輸血の中止．
2) 新しい輸液セットで，生理食塩液又は細胞外液などの輸液に変更．
3) 細菌感染症：血液培養検査検体の採取，抗菌薬投与．
4) TRALI：集中治療管理（人工呼吸，ECMO，昇圧剤，輸液など）．
5) TACO：集中治療管理（人工呼吸，利尿剤，瀉血など）．
6) 血液型不適合輸血：乳酸リンゲル液（酢酸リンゲル液）の急速輸液，昇圧薬，利尿薬，集中治療管理．
7) 重症アレルギー反応：喉頭浮腫，呼吸不全，著明な低血圧では，気管挿管，エピネフリンの静注，抗ヒスタミン薬，酸素の投与．

表

■：必修項目， ■：随伴項目

項目	患者症状	アレルギー反応（重症）	TRALI	TACO	輸血後GVHD	輸血後紫斑病（PTP）	急性溶血性	遅発性溶血性	細菌感染症
1）発熱					○		●	●	●
2）悪寒・戦慄									○
3）熱感・ほてり									
4）瘙痒感・かゆみ		○							
5）発赤・顔面紅潮		○			○				
6）発疹・蕁麻疹		○			○				
7）呼吸困難		○	●	○					
8）嘔気・嘔吐		○							
9）胸痛・腹痛・腰背部痛							○		
10）頭痛・頭重感									
11）血圧低下		●					○		
12）血圧上昇				○					
13）動悸・頻脈				○					
14）血管痛									
15）意識障害		○							
16）赤褐色尿（血色素尿）							○	○	
17）その他						（出血斑）			
診断名（疑い）		アレルギー反応（重症）	TRALI	TACO	輸血後GVHD	輸血後紫斑病（PTP）	急性溶血性	遅発性溶血性	細菌感染症
発症時間の目安（輸血開始後）		24時間以内	6時間以内	6時間以内	1〜6週間	5〜12日	24時間以内	1〜28日以内	4時間以内
検査項目		トリプターゼ	抗白血球抗体				(A)を参照	(A)を参照	(B)を参照

検査項目（参照）

(A) Hb値（低下：≧2 g/dL），LDH（上昇：≧1.5倍），ハプトグロビン値（低下）間接ビリルビン（上昇：≧1.5倍），直接グロブリン試験（陽性），交差適合試験（陽性）

(B) 血液培養（陽性）

文献 日本輸血・細胞治療学会輸血療法委員会：輸血副作用対応ガイド．

＊急速な病状変化への対応はもちろん最優先ですが，原因検索のために以下のことも実行しましょう．

1) 輸血部へ連絡．
2) 輸血バッグと輸血セットを輸血部へ（同一ルートで薬剤を投与する場合には，回路内の血液を回収してから投与します）．
3) 患者の検査用採血（EDTA 採血管・プレーン採血管に各 2〜5 ml）と尿検体の採取．
4) 呼吸困難の場合，胸部 X 線撮影・動脈血ガス分析，水分バランスの検討．
5) 細菌感染症が疑われる場合，血液培養．
6) 血液型不適合などの急性溶血では，溶血・DIC・腎機能の検査を実施．

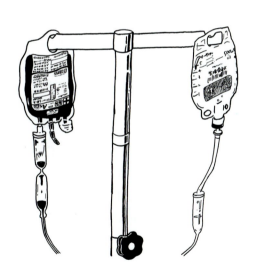

File No. 84 TRALI と TACO

血による呼吸器系への影響は，呼吸器への直接的影響，輸血反応の結果としての呼吸器症状，その他があります．

* **呼吸器への直接的影響として，TRALI と TACO があり，輸血により急激な呼吸不全を呈します．**

TRALI（輸血関連急性肺障害）は，血液製剤中の白血球抗体（HLA抗体，HNA抗体）と患者さんの白血球との抗原抗体反応により補体が活性化され，好中球の凝集と肺の毛細血管の透過の亢進が起こると推測されています．HLA抗体については class I 抗体と class II 抗体の重要性が指摘され，多くの場合は輸血用血液に白血球抗体が検出されますが，患者血中に検出される場合もあります．

TACO（輸血関連循環過負荷）は，過剰輸血や輸液による循環負荷で，いわゆるうっ血性心不全の診断と同じで，B-natriuretic peptide（BNP）の上昇がTACOの診断の補助となります．

A. TRALI 発生のリスク

2013年の報告では，1:209,000単位（PC）〜1:571,000単位（RCC）で，TACOでは，1:835,000単位（PC）〜1:214,000単位（RCC）でした．TRALIがよく知られるようになり，早期に治療が開始されるためか，2011年以降TRALIによる死亡症例の報告はありません．

B. TRALI の診断

原因製剤の血漿中のHLA抗体（class I, class II）やHNA抗体の有無について検討します．これらの抗体が検出された場合，患者リンパ球・好中球との交差試験，患者のHLA・HNA抗原検査を実施します．TRALIには，類似の症状を発症する Possible TRALI があります．

TACOの診断は，一般的なうっ血性心不全の診断と同じです．ラ音が聴取され，S3（+）の心音，頸静脈怒張，下肢の浮腫を伴うこともあり，BNPが上昇します（輸血前後1.5倍の増加を認めた場合，診断の感度81%，特異性89%）．

TRALI	Possible TRALI	TACO
a. 急性肺障害 　①急激な発症 　②低酸素血症： 　　$PaO_2/FiO_2 \leq$ 　　300 mmHg, or 　　$SpO_2 < 90\%$ 　　　　(room air) 　③胸部X線で両側肺浸潤影 　④循環負荷などは認めない b. 輸血前に急性肺障害を認めない c. 輸血中または輸血後6時間以内の発症 d. 急性肺障害に関連する輸血以外の危険因子を認めない	a. 急性肺障害 b. 輸血前に急性肺障害を認めない c. 輸血中または輸血後6時間以内の発症 d. 急性肺障害に関連する輸血以外の以下の危険因子を認める 　①直接的肺障害：誤嚥，肺炎，毒物吸入，肺挫傷，溺水 　②間接的肺障害：重篤な敗血症，ショック，多発外傷，熱傷，急性膵炎，心肺バイパス，薬剤過剰投与	1. 輸血中・輸血後6時間以内に発症 2. 下記の内，4症状を認める 　a. 急性呼吸不全 　b. 頻脈 　c. 血圧上昇 　d. 胸部X線で肺浸潤影 　e. 輸液・輸血過負荷を認める

C. 治療

両者とも集中治療管理が必要ですが，TRALIの場合，低酸血症に対して人工呼吸が無効な場合，ECMOが必要なこともあります．その他，必要に応じて昇圧薬，輸液など行います．一方，TACOでは，うっ血性心不全の治療に準じ，利尿薬を投与して，場合によっては瀉血なども行います．

File No. 85　止　血

　手術には出血がつきものです．術者は，電気メスで止血したり結紮したり，圧迫したりと止血で大忙しです．動脈性の出血は外科的処置で対応できますが，露出した創面に持続的な出血が見られ，縫合や結紮等でコントロールできない場合に局所止血剤が使われます．局所止血剤だけでは動脈性出血は止まりませんので，縫合や結紮など他の機械的止血を先に行う必要があります．

血には，機械的止血，加熱止血，化学的止血があります．

A．機械的止血
- 大量出血の場合，止血メカニズムで止血栓が形成されるまで，機械的止血によって血流を遮断します．破綻した血管や，損傷血管の近位（心臓に近い部分）組織に機械的圧迫を直接・間接的に加えます．また，外傷などでは，大動脈を直接鉗子で挟んだり，大動脈の中にバルーンカテーテルを挿入して血流を遮断することもあります．
- 手指による圧迫，MAST（ショックパンツ），止血帯，ガーゼ充填，包帯，止血鉗子，ヘモクリップ，結紮糸，骨蝋，大血管遮断鉗子，大動脈閉塞用バルーンカテーテルなど．

B．加熱止血
- 少量出血では，熱を利用して止血を図ることがあります．電気メスを筆頭に，手術室ではさまざまな加熱止血が日常的に使われています．しかし，過度の使用は，組織の損傷や，炎症，感染，癒着，瘢痕などにつながりますので，ほどほどにしましょう．
- 電気メス，超音波メス，アルゴンビーム，レーザー，凍結手術，加熱メス，ジアテルミー法など．

C. 化学的止血
- 機械的止血や加熱止血で止血ができない滲出性の出血や，これらの止血法の補助として用いられます．小血管や毛細血管から持続的に滲み出す失血は，重大な結果をもたらすことになります．これには大量出血やその後の大量輸血・輸液などによる凝固系の異常，線溶亢進，凝固因子の不足，術前の抗凝固療法の影響など様々な原因があります．とりあえず応急的には，局所血管収縮薬，局所凝固薬，局所止血薬などの化学的止血で対応します．
- 血管収縮薬，硬化薬，吸収性ゼラチンスポンジ，微線維性コラーゲン，酸化セルロース，局所用トロンビン，フィブリンシーラントなど．

File No. 86 局所止血剤

動 脈性の出血は外科的処置で対応できますが，露出した創面に持続的な出血が見られ，縫合や結紮等でコントロールできない場合に局所止血剤が使われます．

局所止血剤の適応は，大きな腔での毛細血管出血，平坦な組織表面からの血液滲出，到達しにくい部位の出血または血液滲出，縫合線からの出血などです．また，使用する止血剤は，診療内容や実施する手術手技の種類によって異なり，創面のタイプ，止血効果（スピード），適用と除去の容易さ，静菌性，生体適合性，タンポナーデ効果，過剰な組織圧力を発生させる可能性，吸収期間などを考慮する必要があります．

A．液状フィブリン接着剤〔ボルヒール®，ベリプラスト®P〕

基本的な成分は，人由来のフィブリノゲン，凝固第XIII因子，トロンビン，カルシウムからなる血液製剤です．前2者の溶液と，後2者を含有する溶液を別々に調製し，専用の装置などで噴霧塗布します．

製剤中のフィブリノゲンが，トロンビンの作用により可溶性フィブリン塊となり，フィブリンの網目を強固にする凝固第XIII因子とカルシウムの作用で架橋化フィブリンとなり，組織を接着して止血されます．フィブリン塊は，プラスミンにより分解されるため，プラスミンの作用を阻害する目的にアプロチニンが添加されています．このフィブリン塊の中で，線維芽細胞が増殖して組織修復を促進することから，止血目的以外にも，消化管や肺の縫合部補強などにも使われることがあります．

人由来の製剤のため，他の血液製剤と同様，感染症の危険性があります．

B．シート状フィブリン接着剤〔タコシール®〕

ウマコラーゲンを支持体とするスポンジ状のシートに，人由来のフィブリノゲン，トロンビン，アプロチニンが含まれていて，手術中の組織

を接着したり閉鎖する目的でこのシートを圧着させ使用します．コラーゲンによりフィブリン塊が補強されることから，止血効果が高まります．本製剤も血液製剤です．

C．コラーゲン製剤〔アビテン®〕

　出血部位に強く付着して，血小板を微線維性コラーゲンに粘着させ，血小板凝集をもたらし，さらに凝固因子の放出により，フィブリンを形成して凝固を生じます．コラーゲン自体に接着力があるので，止血作用は強力なのですが，周囲にあふれた状態にしておくと，肉芽や膿瘍の原因となる可能性があります．

　原材料は，ウシ真皮から精製され凍結乾燥されたもので，水に不溶の線維物質です．微線維以外にシート状，綿状，スポンジ状など様々な形状の製剤があります．

D．ゼラチン吸収性スポンジ〔ゼルフォーム®〕

　ゼラチンを凍結乾燥し無菌に精製し，泡沫状に泡立ててから乾燥・滅菌して製造された可吸収性止血薬です．

　フィブリンとほぼ同等の止血効果があるようですが，これ自身には止血作用はなく，主に機械的止血作用により止血されます．多量の血液や体液を吸収すると膨張する特性があって，局所を本剤で10～15秒間，適当な強さで圧迫すると，膨張による圧力が加わり，周囲の血管や組織の血流が止まります．さらに，血小板が粘着する物理的基質ともなり，ゼラチンスポンジはそのメッシュ内に血液を取り込み組織に付着して強固な血餅を作ります．トロンビンや抗菌薬の溶液に浸して使われることもあります．

　添付文書に，「血管内に使用しないこと」とありますが，抗原性がないため，スポンジを細かく粉砕して，動脈塞栓療法や経皮的血管塞栓術などにも用いられています．

E．酸化セルロース〔サージセル®〕

　パルプを主原料とした再生セルロース（レーヨン）を酸化して得られ

た酸性多糖類線維を，ガーゼ状または綿状に調製した可吸収性止血薬です．ヘモグロビンと親和性があって，接触してゲル状物質が形成されて，血小板が粘着できる物理的基質となり血栓形成が促進されます．出血創面に置いたり，圧迫，巻きつけ，縫合するなど止血が達成されるまでの圧力を加えます．ゼラチン吸収性スポンジとは異なり，乾燥した状態で使用します．ガーゼ型，綿型，厚手の布状の製品があります．

F．トロンビン〔献血トロンビン〕

　血中のフィブリノゲンに作用しフィブリンに転化することにより止血作用を発揮します．結紮できない小血管や毛細血管，実質臓器からの出血や消化管出血，鼻出血，気道内出血などに対して使用されます．人由来のものと牛由来のものがあります．

　酸性下で不活化されるため，上部消化管出血に用いる場合には事前に牛乳や緩衝液等により胃酸を中和しておく必要があります．またトラネキサム酸を使用していますと，凝固が促進され，血栓形成の危険性があります．

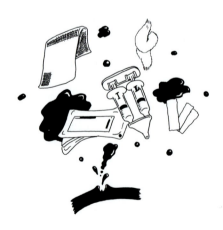

File No. 87

電気メスと熱傷

　電気メスは熱による組織の切開や止血に使われ，今日の手術にはなくてはならない手術機器の一つです．

機能だけでなく安全性も飛躍的に向上しましたが，電気メス関連の熱傷は無くなりません．日本医療機能評価機構による医療事故情報収集等事業の平成25年年報によりますと，熱傷は67件あり，うち温熱熱傷が49件，電撃傷が14件報告されました．手術室関連では，電気メスが原因とされる温熱熱傷は18件，電撃傷のうち対極板が原因のものが1件報告されています．
　手術スタッフは電気メスを毎日使用するため，その安全性に関しては十分認識していると思いがちですが，想定外の場面に遭遇することもあります．
　アクシデントとして最も避けなければならないのが熱傷です．本来，電気メスは発生する熱を利用する装置なので，改めてその原因と対策を考えてみましょう．

A. 電気メス使用による熱傷には，①対極板部で起こるもの，②メス先電極，コード部で起こるもの，③体の部分どうしが接触した場合に起こるもの，④その他の部分で起こるものがあります．
　高周波電流が集中して（電流密度の増大）局所に熱が発生し，その熱が拡散することなくその部位に止まった結果熱傷を生じるわけです．
　①対極板部
　　通常，対極板の面積は100〜200cm^{2}で，適切に使うかぎり十分に安全です．しかし，接触面積が少なくなったり，接触が不充分な場合には，対極板の一部に電流が集中してその部分に熱傷を起こす可能性があります．
　②メス先電極，コード

メス先電極の被覆が破れてむきだしになると，体との接触部で熱傷が生じます．また，メス先電極のコードが体の下部に入ってしまった場合に，高周波電流が流れて線状の熱傷が生じることもあります．

③体の部分どうしの接触

左右の踵どうしや，手の指などが体幹に接触していると，メス先電極から対極板への電流の一部が接触部に流れ，熱傷を生じます．乾燥した皮膚と皮膚の接触では，わずかな電流密度でも熱傷の原因となります．患者の体の部分どうしを離したり，その間に乾いたタオルなどを挿入して，直接皮膚と皮膚との接触を回避しましょう．接触が不可避な場合は，むしろ広く密着するように接触させると良いでしょう．

④対極板以外での熱傷と対策

電気メス電流が，心電図モニタ電極装着部，他のセンサ装着部，体と手術台の金具との接触点，体と電気メス本体との接触点，体と周囲のME機器との接触点などに分流（高周波分流）して集中すると，その部分に熱傷を生じることがあります．特に，対極板が高周波的に接地された「接地型電気メス」では起こりやすいです．

B. 対策は，適切な対極板の適切な装着と，接地された機器や設備の一部分に患者の体が接触しないように配慮することです．

対極板に対するよりもインピーダンスが低い体内センサなどを装着する場合は，高周波分流を起こしにくい「非接地形（フローティング形）電気メス」を使うべきです（現在は通常このタイプが使われている筈です）．

C. 電気メスでは，上記の通り熱傷に注意が向きがちですが，電撃（電気ショック）にも注意が必要です．

電気メスは，商用電源（50～60 Hz, 100 V）で作動する機器であるので，その漏れ電流による電撃に十分注意しなければなりません．現在，電気メスは，BF形もしくはCF形と定められており，低周波の漏れ電流は十分小さいはずですが，使用毎にアース（保護接地）の確認をしま

しょう．

　電気メスは，数 100 mA 以上の電流を体に流します．低周波では感電しますが，電気メスで使う 0.3〜5 MHz の高周波では，人体での感電の閾値が低周波の場合の 3,000〜5,000 倍になりますので安全に使用できるわけです．しかし，電気メス使用中の心室細動発生が報告されるようになりました．これは，メス先電極接触部で生じる火花のもつ整流作用により直流および低周波電流が発生することが原因です．開心術など心臓の周辺で使用する場合には，可能な限り小出力に設定するようにしましょう．

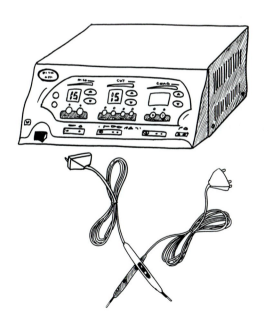

File No. 88

熱い対極板

　市販されている対極板は，「700 mA の電流を 1 分間連続で身体に流した場合，対極板貼付部位の表面温度が 6℃以内の上昇であること」という米国の ANSI/AAMI HF18 基準を満たしています．

　しかし，ソフト凝固を用いた凝固止血で，1 分以上の連続出力が必要な種々の操作もありますが，その場合，対極板の安全基準を超えていることを認識しておく必要があります．

　手術の状況によっては長時間の連続通電が必要な場面もありますので，あらかじめ，より面積の大きな対極板を使用し，術野に対して長い方の辺を向けて対極板をしっかりと貼付しておきましょう．

＊**それでも長時間の連続通電をすれば，最終的には皮膚温度は上昇します．**

　このような場合には，適宜対極板に触れてみて，熱くなっていないかどうか確認しましょう．

　また，温風式加温装置などの温度設定を 40℃以上にすると，電気メスを使った際に，上昇した皮膚温度が下がりにくくなり，連続して長時間出力することにより，熱傷を起こしやすくなります．

　対極板の熱傷を防ぐため，術中に時々対極板に触れて，熱くなっていないかチェックしましょう．

File No. 89

分流熱傷

電 気メスは手術には必須アイテムですね．ではどのくらいの頻度で使われているのでしょうか．3 時間 50 分の手術（胸部大動脈手術）で，451 回通電され，総通電時間は 29 分，1 回の平均通電時間は 3.85 秒，最大通電時間は 29 秒だったという報告があります．

* こんなに頻回に使っても大丈夫ですか？

　安全に使用する限りなんら心配はありません．しかし，気を緩めると落とし穴にはまりますよ．

　電気メスによる周術期の問題点で最も重要なものは熱傷事故で，対極板部と対極板部以外で発生する場合があります．

- 対極板部での熱傷は接触不良により皮膚と接触している小面積部分に集中的に高周波電流が流れ，そのとき発生するジュール熱のために生じます．対極板の改良と電気メス本体の安全装置（対極板接触不良検知回路）などで，対極板部での熱傷問題はほぼ解決されました．
- しかし，フローティング型の電気メスでも高周波分流は 100 mA 程度あり，体表にこの分流が集中すると熱傷が起こります．つまり，電気メス先電極から対極板に流れる途中に，体の一部が，金属や体の他の部分に接触*していると，その間に電流が流れて（高周波分流），接触部分に熱傷を起こすことになります．

　JIS で規定されている高周波漏れ電流の最大許容値である 150 mA を流したところ，直径 1 cm の円形の電極では，10 秒程度で我慢の限界（48℃付近）に達し，直径 2 cm では 2〜4 分程度，3 cm では温度

---

*両上肢を胴体にくっつけて（いわゆる上肢を巻き込んだ体位）指先が胴体に直接触れている状態とか，両足の踵が組み合って接触している状態．

上昇は 40℃程度で飽和してこれ以上は上がらなかったという実験結果があります．このことは，分流熱傷の発生する可能性のある最大面積は直径 3 cm 以内ということなので，逆にそれ以上の面積で接触させておけば大丈夫なのかもしれません．しかし頻回に電気メスを使うと，発生した熱が下がらないうちに新たに発生した熱が加わることも考えておかなければなりません．

　結論的には，対極板と皮膚との間のインピーダンスを低くして，分流を起こしにくい状態にすること，身体同士の接触をさけること，手術台を含む周辺の金属部分と点接触させないことです．

文献　小野哲章：Clinical Engineering. 2009；19：959.

File No. 90

対極板接触状態監視システム

最近の手術で，電気メスの対極板のトラブルに遭遇しました．といっても熱傷ではありません．対極板そのもののトラブルでした．

電気メスには，対極板接触状態監視システムが搭載されていて，スプリットタイプの対極板では皮膚との接触状態がモニターされており，①対極板の皮膚への接触が不十分な場合，②皮膚が乾燥しているなど接触抵抗が高い場合，③手術台など導電性の高い部分に接触していて抵抗が低い場合などに警報装置が作動します．

*いったい何が？

その時には，対極板コードや電気メスコードの差し込みを確認し，対極板の密着状態も確認しましたが，警報は止みません．皮膚を改めて清拭して新しい対極板を貼り直しましたがダメ．電気メス本体も取り替えましたがこれもダメ．反対側の大腿部への貼付も効果なし．

このままでは手術ができません．術者もそろそろ苛立ち始めています．仕方なく，対極板モニターには目をつむり，スタンダードタイプの対極板にしたところ電気メスが作動したので手術が開始となり，なんら問題なく無事に手術を終えることができました．

現在，使用しているスプリットタイプの対極板は，導電部が2つに分かれており，それぞれの導電部間に微細な交流電流を流して接触抵抗をモニターしています．汚染した皮膚や乾燥した皮膚では接触抵抗が高く，電気メスの安全装置が作動して警報が出やすいようです．皮膚は何度もゴシゴシと清拭したのですが効果がありませんでした．患者さんは強いアトピー性皮膚炎で加療中でした．皮膚の触診では，乾燥肌で皮膚は厚く，若干硬い印象でした．

このような場合には，対極板を2枚用いて手術野と等距離に対極板を貼付して，専用アダプタで接続するとよいそうです．

File No. 91

手術と煙と排煙

どのような手術であれ，手術野の止血や切開に電気メス，レーザー，超音波など様々な機器が使われます．高エネルギーで組織の蒸発や溶解をしますので，当然煙やエアロゾルが発生します．1gの組織を蒸散させた場合，炭酸ガスレーザーでは，15分間に3本のフィルターなしタバコの煙を吸うのと同じで，電気メスでは，タバコ6本分に相当するそうです．

＊では，この煙（？）の正体をご存知ですか？
　大部分（95％）は水で，残りの5％が微粒子，ガス，蒸気，微生物などです．
　化学的分析すると，150種類もの化学物質（ベンゼン，トルエン，ホルムアルデヒド，シアン化合物など）が含まれることがわかりました．その他には，炭化した組織片，体液，時にはウイルスや細菌なども含まれています．組織が熱により，化学変性を起こして毒性を持つようになり，さらに発がん性のあるものも含まれます．

＊微々たる量ですが，それが毎日となると憂慮すべき事態となります．
　ソフトコンタクトレンズにも手術の煙などが付着するので，アメリカでは適切な排煙がされていない場合のソフトコンタクトレンズの装着は禁止されています．
　手術の煙の微粒子のサイズは，0.1〜5.0μmで，1.1μm以下の微粒子が77％占めます．これらは容易に肺胞まで達し，血流に乗って全身に送られることになります．ヒトパピローマウイルス，B型肝炎ウイルス，エイズウイルスがそれぞれ0.055，0.042，0.15μmで，細菌は0.5〜5.0μmです．目に見える最小の粒子径は20μmですので，当然目には見えません．電気メスにより発生した煙には，1 m^3 あたり200万〜3,600万個の粒子が含まれ，手術室内に時速60km以上のスピードで

拡散します．手術室内の粒子数が元に戻るには20分かかります．手術室の換気は数分毎にされていますので，発生した微粒子がこの流れに乗って運ばれ，手術室内全体に分布するのです．

このような手術に伴う煙を吸い込みますと，悪心，めまい，目のかゆみ，鼻水，頭痛，疲労，呼吸器症状，皮膚症状，アレルギーなどの症状が出ることがありますが，適切に排煙することで症状が緩和されたり，出なくなります．

＊対策は，フェイスマスクの装着と排煙システムです．

フェイスマスクではN95マスクの装着により煙への曝露を減らすことが期待できますが，術野における排煙装置の併用も必要です．排煙システムは，0.12μmの大きさの微粒子をろ過するULPAフィルター（超低浸透エアフィルター）を装着しているもので，これによりウイルス粒子をろ過することができます（HEPAでは0.3μmのろ過作用なので，ウイルス粒子は捕集されません）．

装置は，手術操作の邪魔にならない場所に置きますが，最大限の排煙を行うためには，通常術野から2cm以内が望ましいです．電気手術ペンシルに取り付けるアタッチメントもあります．通常の吸引器を使う場合には，0.1μmのインラインフィルターを壁の排気口とフロアキャニスターの間に設置します．排煙装置は，毎分約50立方フィートの空気を吸引する能力が必要で，壁吸引では難しいかもしれません．

File No. 92

TURと灌流液

泌尿器科の手術は，尿道内に内視鏡を挿入し組織の切除等を行う経尿道的手術（TUR: transurethral resection）を中心に，ダヴィンチ®手術まで多岐にわたります．

TURは，尿道からレゼクトスコープ（切除鏡）と呼ばれる内視鏡システムを挿入し，手元のハンドルでループ型の電極を操作して，電極と組織が接触する点に電流を集中させて肥大した前立腺や膀胱腫瘍を切除する手技で，1930年代にドイツで開発されました．現在でも広く一般的に行われ，前立腺肥大症に対する経尿道的前立腺切除術（transurethral resection of prostate: TUR-P）は，半世紀以上にわたり標準手術として今なお泌尿器科の中心的手術となっています．

TURでは電気的切除・凝固を行うので，使用する灌流液は非電解質溶液である必要があり，その溶液が体内に吸収されることにより低ナトリウム血症（TUR症候群；いわゆる水中毒）を生じる可能性があります．大きな前立腺肥大症の手術で発生しやすく，また出血量も増えます．

*科学の進歩は，このような半世紀以上にわたる悩みを放置していたのでしょうか．

いえいえ，このような合併症の頻度を減少させるため，現在では体内に電流の流れない専用の切除用電極と電気メスを組み合わせた機器が開発され使用されるようになりました．この装置では，生理食塩水のような電解質溶液を灌流液に用います．電解質溶液の抵抗は人体組織の抵抗よりも小さく，電流は人体を通らずにレゼクトスコープのシースの回収電極を経由して電気メスに回収されます．高周波電流はループとシース間にのみ流れるため，閉鎖神経を刺激することがなくなり，対極板も不要です．

水中毒の心配しなくて済むことは，患者さんのみならず手術スタッフとしても安心です．

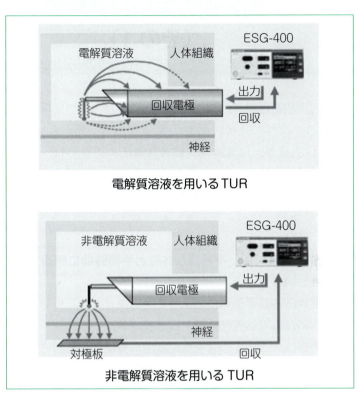

TURis
〔オリンパスメディカルシステムズ〕

周術期の末梢神経障害
（その1）

周術期の末梢神経障害はまれな合併症ですが，できる限り避けなければいけません．神経障害の発生頻度は，報告により0.02〜21％と異なりますが，尺骨神経や腕神経叢によく見られ，多くは片側ですが，尺骨神経障害の14％，腕神経叢障害の12％が両側性です．全体では男女差はありませんが，尺骨神経障害では男性に多く発生しています（男/女＝3/1）．

* **末梢神経障害の多くは，不適切な体位と手術時間に関連することはよく知られています．**

　神経の伸展や圧迫が手術体位によって生じます．砕石位では腓骨神経と大腿神経，仰臥位では腕神経叢と尺骨神経などです．

　末梢神経障害は，このような物理的要因以外にも，さまざまな機序によって生じます．患者側の要因として，糖尿病患者・喫煙，るいそう（BMI＜20），栄養不良，60歳以上，末梢血管障害，末梢神経疾患併存などがあり，外的要因として，手術時間（4時間以上），手術操作，開創器の使用，循環停止，術中低体温，術中低血圧などが挙げられます．

　末梢神経障害の明確な機序は明らかではありませんが，不適切な体位により，上肢や下肢が引っ張られると関節近傍の神経に牽引力が作用して，神経栄養血管の血流が低下して虚血になり神経が障害されたり，皮下あるいは浅層を走行している神経では，体表部からの物理的な圧迫により直接的障害を受けたりで，発症するとされます．また，両者が合併して生じることもあります．多くは髄鞘のみの障害で，一過性局在性の伝導障害を起こしますが早期に回復します．圧迫の時間や程度が強いとさらに軸索断裂を生じて，回復に長時間必要となりますが，こちらも多くは時間の経過とともに回復します．しかし，尺骨神経や坐骨神経および腓骨神経は，不可逆的となることも少なくありません．

＊しかしながら，たとえ可逆的であったとしても，ひとたび神経障害を生じると，ADLの低下だけでなく，術前には何ら異常がなかっただけに，患者さんに与える精神的打撃も大きいのです．

適切と思われる術中管理であっても神経障害の発生が見られることから，特に神経障害の危険因子を有する患者への術前説明を十分しておく必要があります．

＊手術中，特に全身麻酔中では，患者さんは痛みなどの神経症状を訴えることができないため，完全に予防することは困難です．

しかし，術前情報や手術内容などから，リスクが高い場合，タイムアウトでのスタッフ間の情報共有を行い，手術時間が長くなった時には体位の再調整も必要に応じて行います．末梢神経障害の発生は複数の要因を含むと考えられていますが，手術室でのスタッフの意識の向上が末梢神経障害の発生を減らすのに有効であるのはまちがいありません．

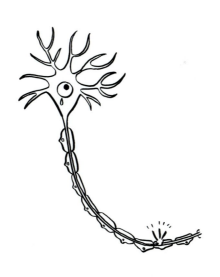

File No. 94 周術期の末梢神経障害（その2）（上肢）

A. 尺骨神経

　最も発生頻度が高く，男性に多く（男性のほうが女性に比べて肘部管が浅いためとされている），手の小指側の知覚障害・しびれ，示指〜小指の内外転筋力（指の開閉），小指・環指の屈曲力の低下が出現します．

　肘関節後方に存在する肘部管で神経が圧迫され，障害を生じます．尺骨神経は同部位では皮下にあり，外転位で伸展します．肘の高度屈曲によって内側上窩周囲が伸展され，尺骨動脈の側副血行路が圧迫されて尺骨神経が虚血になりやすいこと，鈎状突起（男性は女性より50％以上大きい）により神経や血管が物理的な圧迫を受けやすいこと，屈曲により上腕骨内側上顆と肘頭の間の支帯により肘トンネル内で圧迫されやすいなどの解剖上の特徴から神経障害が発生しやすいと考えられています．尺骨神経の虚血では男女差はありませんでしたが，圧迫した時のC線維の感受性は，男性の方が1.7倍女性より高いことから，尺骨神経障害が男性に多い理由の一つかもしれません．

　前腕を回外（手のひらを上に）して緩衝材をあてがったり，上肢全体にタオルを入れて保護します．外転させる場合，前腕を正中位か回外位とします．血圧計のマンシェットによる神経障害もありますので，できるだけ肘から離れた位置に装着する方が良いでしょう．他の神経障害と異なり回復が悪く，半数以上は回復が得られないばかりか，増悪するケースもあって，神経移行術が必要となる極めて問題の多い神経障害です．

B. 橈骨神経

　肘関節から5〜10cm近位の上腕骨橈骨神経溝内で，上腕が圧迫されたときに生じます．同部が手術台の付属品（例えば，離被架）により圧迫されたり，血圧計のマンシェットによる持続的圧迫により生じることもあります．障害の回復には数ヵ月はかかるようですが，経過とともに

回復します．知覚障害はあってもごく軽度です．

C．正中神経

体位が障害の原因とする報告はありませんが，肘の過伸展がその原因となることがあります．手術台やその付属品が直接肘窩に当たらないように注意し，術者が患者の肘部に寄りかかりそうになったら（ペンチでつねりたいところですが我慢して）注意してあげましょう．

D．腋窩神経

側臥位や仰臥位で起こる神経障害ですが，単独の障害は少ないようです．三角筋力の低下（肩関節の外転力低下）と，上腕近位外側の知覚低下が認められます．側臥位では，腋窩が圧迫されないよう，タオルや枕を腋の下にいれ，腋窩が圧迫されていないことを確認します．仰臥位では，上肢を過剰に挙上しないようにしますが，手の台の固定が緩いと術者による圧迫で気が付かないうちに過挙上の状態になることがあるので，時々チェックしましょう．

E．筋皮神経

上腕二頭筋力の低下（肘を屈曲する力の低下）と前腕外側の知覚低下をもたらします．単独の障害はまれですが，肩の過外転や過外旋により生じるとされていますが，その機序はよく分かっていません．

F．腕神経叢

尺骨神経障害についで多く発生しています．腕神経叢は，椎体から腋窩までの距離が長く可動性の高い骨に近接してその圧迫を受けやすく，頚部が反対側に側屈し，上肢が下方に牽引された場合や，上肢が挙上された肢位で牽引力を受けた場合（肩関節の過外転に何らかの牽引力が腕神経叢にかかった場合）に傷害されやすいです．外転は90度以内（できれば60度以内）に抑えたほうがよいでしょう．側臥位などで上肢が固定された状態で，バッキングなどで頭部と体幹が動いて，腕神経叢が牽引されても生じます．下部消化器手術，婦人科手術，泌尿器科手術な

どでは，腹腔鏡手術やロボット手術が主流となっています．これらの手術では，かなりの頭低位状態で手術が行われます．患者さんはしっかり固定されて手術されますが，肩留め具で肩鎖関節を固定する時には，外側すぎると上腕骨頭が圧迫されて腕神叢の伸展を，内側すぎると鎖骨と第一肋骨による圧迫を受けるので注意が必要です．

図1

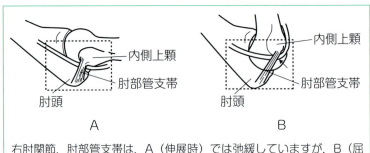

右肘関節．肘部管支帯は，A（伸展時）では弛緩していますが，B（屈曲時）では伸展し，尺骨神経を圧迫しています．

図2 腹臥位での末梢神経障害

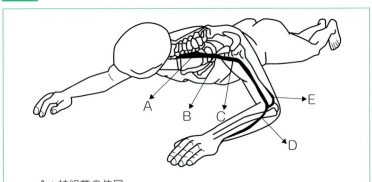

A：神経叢の伸展
B：後鎖骨腔の閉鎖に伴う第一肋骨による神経血管束の圧迫
C：上腕骨骨頭による神経血管束の圧迫
D：肘部管における尺骨神経圧迫
E：橈骨神経の肘部圧迫による損傷

文献　横野　諭：周術期麻酔管理ハンドブック，金芳堂；2008：p41.

File No. 95 周術期の末梢神経障害（その3）（下肢）

A. 腓骨神経

　腓骨頭付近が圧迫されるような体位では，いつでも神経障害が起こり得ます．仰臥位や下肢外旋位で，腓骨頭と手術台の間で腓骨神経が圧迫されて起こることが多く，症状は下垂足で，回復はあまり良好とはいえません．

　予防するために，下肢を中間位からやや内旋位にして，緩衝材を腓骨頭にあてたり，膝の近位に入れて腓骨頭が浮いた体位を維持します．砕石位では，支脚台や金属支持棒により腓骨小頭が圧迫されて障害がおきるので，支持具と下腿の間に緩衝材を置きます．フットポンプを使う場合の下腿被覆材，手術台のシーツのしわ，下肢固定用具などが腓骨頭を圧迫していないかどうか確認しましょう．

B. 外側大腿皮神経

　外側大腿皮神経が上前腸骨棘内側部分で圧迫されて生じます．大腿前面の知覚が障害されますが，運動麻痺はありません．

　外側大腿皮神経は，多くは上前腸骨棘の内側を走行していますが，数％の患者では上前腸骨棘の外側を走行していることがあります．腹臥位ではフレーム支持台が使われることがありますが，支持している部分で上前腸骨棘あたりが圧迫されないよう緩衝材などを置いて除圧します．多くの場合，数ヵ月で回復します．

C. 坐骨神経

　砕石位などで，股関節が屈曲した状態で膝関節が伸展されたり，大腿の過外転（開脚）などで，坐骨神経への過度の牽引力が原因と考えられています．さらに，股関節の変形，大転子高位，大腿骨頭の変形，筋肉の異常など解剖学的な坐骨神経の走行異常も一因と考えられています．

　股関節の屈曲を90度以内にして，大腿と膝の外転を最小限とします．

股関節の屈曲と膝関節の伸展を同時に行わないようにして予防します.砕石位による坐骨神経障害のうち,45%に運動麻痺が残り,予後は不良です.

D. 大腿神経

砕石位で生じやすく,大腿前内側の知覚低下と大腿四頭筋力の低下(膝関節の伸展)が見られます.股関節の過外転と外旋により,大腿神経が上方に転位して鼠径靭帯によって圧迫されることで障害が生じるとされますが,詳しくは分かっていません.通常の股関節の屈曲では,障害の発生には影響しないと思われます

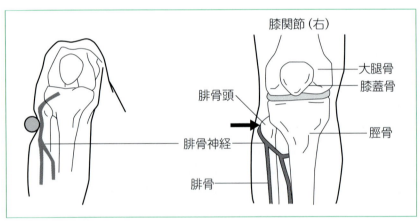

〔日本麻酔科学会:周術期管理チームテキスト,日本麻酔科学会;2011:p312〕

File No. 96 タニケットをめぐる問題（その1）

　四肢の手術では当たり前のように使われているタニケットですが，術者にとっては無血術野で手術しやすい一方で，非生理的な状態ですので様々な問題点が発生します．タニケットの使用により無血術野が得られることで，一般には以下のようなメリットがあると考えられています．
- 術中の出血量は減らせる（術後出血については差が無いようです）
- セメントの骨への接合が良くなる（これには異論もあるようです）
- 神経や血管の同定がしやすくなる
- 熱凝固による止血を減らせるので，術後に軟部組織への血流を温存できる

＊みなさんはどの位の駆血圧をタニケットにかけていますか？

　駆血圧が高いほど，時間が長いほど駆血効果が高いのですが，タニケットによる合併症が重篤になります．骨格筋については，連続駆血時間が90分から120分へと経過する初期段階で筋原線維の変性が有意に増加します．ということは，連続駆血時間が90分以内であれば骨格筋の損傷を最小限に抑えることができるというわけです．つまり，駆血時間が長引きそうなら，90〜120分おきに解除したほうがよさそうです．

　一方，250 mmHgの駆血圧で120分の駆血時間は筋湿重量に有意差がなかったという報告もあり，120分は許容出来そうです．

　駆血する時の圧ですが，駆血圧と患者の収縮期血圧の差が150 mmHgあれば患側肢の駆血は十分維持されるので，収縮期血圧が90〜100 mmHg程度なら駆血圧は250 mmHg程度で十分と思われます．

　不必要に高い駆血圧に設定しないよう，麻酔管理も工夫して適切な収縮期血圧を保つようにしましょう．また動脈硬化が強い血管では同じ圧を加えても動脈が虚脱しにくく，無血視野が得難くなることがあります．

File No. 97 タニケットをめぐる問題（その2）加圧と解除に伴う合併症

タニケットを使用していると，タニケットのメリットを相殺しかねないくらい，さまざまな，時によっては重篤な合併症が生じることがあります．それには，加圧に伴うものと，加圧解除に伴うものがあります．

＊加圧に伴う合併症
A. 血流途絶に因るもの
　①筋肉：血流途絶に因る酸素供給停止により8分以内でミトコンドリアの酸素分圧はゼロになり，嫌気性代謝が始まります．NADやクレアチンリン酸が減少し，筋肉内ATPが30～60分で枯渇．膜チャンネル機能不全，乳酸の蓄積に因る細胞内pHの低下，細胞内酵素やミオグロビン・カリウムイオンなどの遊離が生じます．
　②血管：トロンボキサンが放出されて血管内皮が障害されます．
　③神経：30分の駆血で，軸索の無酸素状態やタニケット部の神経圧迫などにより神経伝導が止まります．2時間以上では，神経失行（神経伝導が1点で阻止されているが，病変の上下では神経機能は保たれている状態）などの異常をきたします．2時間を超える総タニケット時間の場合，全体としての神経障害発生率は7.7％とも言われ，また駆血時間が30分増える度に神経障害のリスクが2.8倍になるそうです．
B. 直接の圧迫に因るもの
　①筋の障害：筋の挫滅や浮腫により，末梢循環障害を生じ，筋の硬直やコンパートメント症候群を発症します．
　②皮膚の障害：表皮剥離，潰瘍，瘢痕形成．また，特にタニケットと皮膚の間に消毒薬が入り込むと化学熱傷の危険があり，皮膚の弱い幼児や高齢者では特に注意が必要です．皮膚保護のための挟みこんだ防護パッドに消毒薬が入らないように注意しましょう．

③神経の障害：虚血によるばかりでなく，カフの圧迫により神経が引き延ばされることにも起因します．強い圧痛（特に使用開始時の疼痛）の原因でもあります．

　従って，長時間の手術では，最低90〜120分毎に一度駆血を解除して10〜15分間再灌流時間をおいた後，再度駆血して手術を再開するほうが一般に安全とされていますが，有効性ははっきりしていません．また，カフの幅はなるべく広いものを選び，圧が一部に強くかかる不均衡が生じないようにします．

C. 前負荷増大に因るもの

　通常，エスマルヒ包帯により駆血してからタニケットを作動するので，その血液が体循環に急激に還されることになります．動脈圧や中心静脈圧は若干上昇しますが，心血管系に問題がある場合，特に心室コンプライアンスの低い場合には，肺動脈圧が著明に上昇します．両下肢同時に駆血すると，血液量は15％増大に相当し，中心静脈圧もかなり上昇し，危険です．

D. その他

　タニケットよりも末梢側に感染巣がある場合，末梢からエスマルヒで駆血することにより菌血症，敗血症を起こすことがあります．また，血栓があると，駆血により肺塞栓を生ずる可能性もあります．

＊加圧の解除に伴う合併症

A. 再灌流に因るもの

①虚血部位からの血流：虚血部位からの血流のため混合静脈血の酸素飽和度も1分以内に20％低下します．嫌気性代謝産物の体循環への流入に伴い，重炭酸イオンに因る緩衝作用が働く結果，呼気終末炭酸ガス分圧が上昇し，正常に戻るのに何分もかかります．血中のカリウム，乳酸，ミオグロビンの値も上昇します．

②血栓塞栓症・肺梗塞：タニケット解除に伴い，末梢側に溜まった空気・骨セメント・脂肪滴・骨片・血栓などが一気に体循環に戻ってきます．また，駆血されている末梢側はアシドーシスや低酸素などが原因で，tPAが放出され線溶亢進気味になりますが，全身的に

は手術侵襲，圧迫そのもの，タニケットペインなどにより血小板凝集が促進しています．一般に，下肢の手術における深部静脈血栓症の発生率は高いのですが，タニケット使用により非使用時の5.3倍に高くなるとも言われています．解除に伴って重篤な肺梗塞を起こしたという報告も多く，解除に伴う呼気終末炭酸ガス分圧の上昇が，急激に下がるときは要注意です．低血圧が持続するときは，対症療法を行いながら，経食道心エコーで早く診断しましょう．

B. 血管床の増大によるもの

①低血圧：駆血を解除して再灌流すると，血圧の著明な低下をきたし，場合によっては心停止に至ることがあります．解除した肢に血液プーリングを生じるため，末梢血管抵抗が急激に減少することと，再灌流に伴い駆血肢から放出された嫌気性代謝産物が循環へ及ぼす影響，創部からの出血などが原因です．

②体温低下：駆血中は熱放散面積が減少するためうつ熱気味ですが，解除により放熱することにより低下します．下肢の場合，深部体温も解除後90秒程で0.7℃低下すると言われています．

従って，術者の"タニケット解除"指示で一気に駆血解除するのではなく，循環動態や呼気炭酸ガスモニターなど監視しながら，徐々に減圧すると循環動態への影響は比較的少なくて済みます．

File No. 98

タニケットをめぐる問題（その3）
タニケットペイン

全 身麻酔中の患者さんでは，駆血をしても痛みを訴えませんが，タニケットを使用すると，カフ充満直後に圧痛が発生し，それに引き続いて，ヒリヒリした焼けるような虚血痛が出てきます．これらは，麻酔中の患者さんは何も感じませんが，駆血が1時間程度続くと痛みが増強してきて，全身麻酔中では収縮期血圧が上がってきます．これが，いわゆるタニケットペインによるものです．

A． 痛み刺激を感知する侵害受容器には，高閾値機械受容器とポリモーダル受容器の2種類あって，前者は機械的刺激にのみ反応して，Aδ線維またはC線維の一次侵害受容線維を介して脊髄後角の二次侵害受容線維に痛みの情報が伝わって行きます．一方，機械的刺激だけでなく，冷刺激，熱刺激，発痛物質などいろいろな刺激に反応するポリモーダル受容器からは，一次侵害受容線維（C線維）を介して脊髄後角に刺激の情報が伝わります．刺激情報は，脊髄後角から二次侵害受容線維により視床へ投射されます．これには，特異的侵害受容ニューロンと広作動域ニューロンがあり，前者は痛みの場所の情報を，後者は痛みの強さを伝えるとされています．

B． タニケットのカフを充満した直後の強い圧痛は，高閾値機械受容器で感知された痛みが，Aδ線維によって脊髄後角の特異的侵害受容ニューロンおよび広作動域ニューロンに入力して，痛み刺激として認知されます．

C． その後，タニケットによる圧迫と虚血により，Aδ線維の神経伝導が遮断され，C線維を介した痛み刺激が上位中枢に伝達されて，ヒリヒリした焼けるような痛みを生じるものと考えられています．

＊駆血してから30分が経つと，上記のA～Cの痛みとは異なる別の痛みを生じ始めます．"タニケットペイン"です．
　A～Cの痛みとは違う性質の中枢性の機序をもち，タニケットの駆血

範囲を超えるやっかいな疼痛です．痛みの連続刺激で，NMDA 受容体にリン酸化を生じ，Ca^{2+} の細胞内流入により，興奮性が高まるいわゆる wind-up 現象とも言われていますが，詳しくは分かっていません．時間とともに，駆血部位を超えて近位側からより中枢側に広がって行きます．

***これに対して，レミフェンタニルの投与量を増やしたり，吸入麻酔などで麻酔深度を深くしてもなかなか血圧は正常には戻らず，血管拡張薬の使用を余儀なくされることもあります．**

タニケットペインにより，大縫線核では脊髄後角の上行性伝導が促進され，脊髄後角の上行性伝導を抑える機能が抑制されます．これは，オピオイドとは全く反対の作用ですので，レミフェンタニルでは効果が出ないのかもしれません．

wind-up 現象が原因ならば，NMDA 受容体拮抗薬が効果的なのでは，ということで，ケタミン，マグネシウム，亜酸化窒素などが効果があるようです．

***脊髄くも膜下麻酔や硬膜外麻酔でも，駆血開始 1 時間前後で，駆血部遠位の灼熱感や痛みが出現してきます．**

ただ，タニケットを超える十分広い範囲に脊髄くも膜下麻酔が強く効いているときは，あまり起こらないようです．やはり一般的な鎮痛薬は有効ではありませんが，手術を停止して圧迫止血しながら 10〜15 分程度駆血を解除すると，その痛みが和らぐことがあります．

File No. 99 タニケットをめぐる問題（その4）タニケット使用時の抗菌薬投与

タニケット使用により血流が遮断されるので，当然のことながら駆血する前に術前の予防的抗菌薬を投与する必要がありますが，いつ頃が良いのでしょうか？

皮下脂肪・骨組織の抗菌薬（セフタジジムとセフトリアキソン）濃度測定の結果，組織内濃度はセフトリアキソンで10分，セフタジジムでは20分でピークに達することがわかりました．このことから，日本整形外科学会診療ガイドラインでは，"抗菌薬を投与してから10～20分程度間隔をあけて駆血帯を使用する"としています．

*追加の時期はどうでしょう．

有効組織内抗菌薬濃度が，どれくらいの時間持続するのかということについて，90～136分などと報告されています．予防的投与にもっとも用いられるセフェム系薬やペニシリン系薬などのβ-ラクタム系薬の殺菌効果は，菌と抗菌薬の接触時間（time above MIC: MIC以上に保たれる時間）が臨床効果と相関するので（時間依存性），使用量より投与回数を増やしたほうがよいとされています．皮質骨への抗菌薬の正確な移行性や半減期についてはよくわかっていませんが，骨組織内の抗菌薬濃度は血中濃度を反映しているとされており，血中半減期を考慮した頻回投与が望ましいとガイドラインには示されています．

また，人工関節置換術では抗菌薬を6～8時間ごとに投与することが推奨されていますが，術中の追加投与のタイミングとSSI（surgical site infection）との関係についてのエビデンスはありません．また，タニケットを使用する際の追加時期についてはガイドラインにも記載されていません．セフェム系薬の血中半減期は短く，ほとんどの薬剤が1～2時間ですので，使用する薬剤のMIC以上に保たれる時間を参考にして投与しましょう．もちろん，駆血を解除している時に，です．

File No. 100 皮膚表面接着剤

　手術の最終段階で閉創が始まりました．真皮縫合のあとは"のり"をキズに塗って終了です．

そもそも外科手術では，切開した組織を，絹糸やナイロン糸を使って縫合します．

　針を使いますので針穴などのキズができますし，一回ごとに糸を結ばなければなりません．"接着剤のようなもので切開された部分をくっ付けられないだろうか？"と，考えた人がすでに100年以上昔にいて，フィブリンに着目した研究が始まりました．

　1944年には，フィブリノゲンとトロンビンの2成分が皮膚移植に初めて使われましたが，うまくいきませんでした．その後，高濃度のフィブリノゲンやトロンビンが作成され，第XIII因子の発見，抗プラスミン作用のあるアプロチニンの使用などを経て，1970年代後半にようやく液状組織接着剤の発売となりました．以来，組織の接着や閉鎖，止血に用いられるようになりましたが，皮膚の接着には向かないようです．

＊次に皮膚の接着剤として登場したのが，シアノアクリレート系です．

　シアノアクリレートモノマーが組織の水分を重合開始剤として，主成分が重合し，硬化することにより接着します．真皮縫合後の表皮に，皮膚表面接着剤を塗布するだけですが，真皮縫合をしておかなければ創は接着しません．

　皮膚表面接着剤の利点は，傷あとが目立ちにくいことと，皮膚表面の抜糸が不要であることです．接着剤が固まってできたフィルムが，傷口を守るため，傷あとが目立ちにくくなります．皮膚表面の縫合が不要なので，それに伴う抜糸が不要になり，抜糸をいやがる小児や早期退院患者に適しています．フィルムは自分でこすったりはがしたりしなければ，自然にはがれ落ちるまで傷口を覆っています．また，フィルムが傷口を

覆っているため，シャワーを浴びても大丈夫です．

*使用方法は次の通りです．
①皮膚の洗浄・消毒の後，皮下縫合をします．
②乾いた滅菌ガーゼで縫合部の余分な水分を拭き取ります．余分な水分があると，重合が加速して創傷閉鎖に影響することがあるからです．
③他の身体部分に流れないよう，創傷部位を水平にします．
④傷口を合わせ，本剤を薄く2回塗布します．本剤は，重合し硬化する過程で重合熱を発生し，150秒以内に最高温度に達します．不均一な塗布で大きな液滴が残る場合，患者さんが熱や不快感を覚えることがあるので，必ず薄く数回にわけて塗布します．塗布間隔は約30秒．最後の塗布後，約60秒間創傷縁部を保持しておきます．
⑤最後の層の塗布後，約2分30秒でフィルム形成により創部が接合，完全密着され，傷口にかかる緊張が減り皮膚が固定されます．最上層部は約5分間粘着性が残ります．最上層の粘着性がなくなれば，重合の完成です．
⑥5〜10日経過して，傷口が治ってきた頃にフィルムがはがれ落ちます．

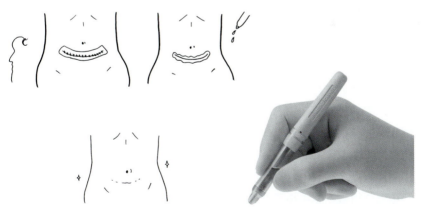

ダーマボンド®アドバンスド
〔ジョンソン・エンド・ジョンソン株式会社〕

File No. 101

さあ手術が終わった覚醒だ！
DASって何だす？

手術が終わりました．さあこれから麻酔を覚醒させ，気管チューブを抜管します．

　この抜管操作は，単純に気管挿管された麻酔状態から逆戻りするだけではありません．なぜなら手術が終わる頃には，気道の状態は麻酔中より解剖学的にも生理学的にも悪くなっていることが多いからです．重篤な麻酔合併症としての低酸素脳症や死亡は導入時より覚醒時によく起こるとされています．2012年英国DAS（DASってDifficult Airway Societyのことです）より抜管時のガイドラインが発表されました．

＊実際の抜管から退室までの流れですが，
A．抜管のリスク評価をしましょう
　患者因子として麻酔導入時の気道確保困難，肥満，睡眠時無呼吸があると問題を起こしやすくなります．続いて周術期の気道変化として頭低位による浮腫，気道周辺の手術による解剖の変化，出血，ハローベストなど頸部可動域制限のチェックをします．そして低体温や呼吸機能低下，循環動態の不安定性など全身状態の評価を行います．

B．抜管の準備はできていますか？
　まず，抜管後にマスク換気ができるかどうかを喉頭鏡で観察し，カフリークテストを行います．リークがない時は危険です．気胸やその他の肺疾患の評価が必要ならばエックス線撮影を行います．そして輪状甲状間膜切開などの外科的な気道確保が必要になった時のために，前頸部の観察を行います．そして，筋弛緩の拮抗，気道反射の回復，循環動態，体温，鎮痛，などの全身状態の評価を行い問題があれば補正します．
　抜管は待機的な手技ですので，麻酔導入と同様に十分な装備，時間，スタッフのもとで行われるべきものです．手術スタッフ間でコミュニケーションをとり，きちんと情報を共有します．

高リスクと判断された場合，抜管の延期，気管切開，深麻酔下の抜管，気管チューブイントロデューサーを挿入したままの抜管など特殊な抜管方法について検討します．

C．さあいよいよ抜管

リスクの低い症例での一般的な方法ですが，

① 抜管直後の低酸素血症を予防するため吸入酸素濃度を100％にし，バイトブロックを挿入します．チューブが噛まれると，気道が閉塞されて吸入努力が強くなり，胸腔内が陰圧になって肺水腫を起こすことがあります．

② 口腔内の分泌物を吸引し，続いて気管内吸引をします．場合によっては胃管の吸引もしましょう．

③ 呼吸・循環・意識が正常に回復したことを最終確認します．

④ 加圧して，肺に陽圧を掛けながらカフを抜き，気管チューブを抜去します．加圧抜管は，気道内分泌物の気道からの排泄を促進し，喉頭痙攣や息こらえの発生率を低下させます．

D．覚醒度，呼吸状態や循環動態を観察しましょう

抜管後は覚醒度と呼吸状態，循環動態を確認します．フェイスマスク内にガスサンプリングチューブを挿入し，呼吸の回数と深さが十分であることを観察します．パルスオキシメーターは酸素化の指標であり，呼吸状態を反映するものではありません．呼吸が不十分でも SpO_2 が100％ということはよくあります．喘鳴，努力性呼吸など気道閉塞の有無をチェックします．患者の不穏や呼吸困難感には注意が必要です．

帰室の最終決定は修正Aldreteスコアで評価し，9点以上で手術室から退室OKです．

E．いざ退室

病室に帰室するまでの間も酸素投与と適切なモニタリングを行います．気道管理を行うことのできるスタッフが付き添い，バックバルブマスクなどの必要な器具は移動中もベッドに常備しておきましょう．

File No. 102　角膜損傷

　腹腔鏡下に子宮摘出術が行われた64歳の女性．病棟に戻って2時間ほど経過した頃に，突然左眼の痛みと，流涙が出現しました．手術は特に問題なく行われ，覚醒も円滑でしたので，驚いて病棟に駆けつけました．眼の痛み，涙が止まらない，眩しいなどの症状が認められたため，眼科医の診察を依頼しました．診察の結果，"角膜剥離"とのことで，点眼薬を使用して，4日後に症状は消失しました．

手　術合併症としての"角膜剥離"は，報告によって異なりますが，その発生率は，0.17～44％です．症状は，視界がぼやける，流涙，発赤，羞明，眼内異物感などです．炎症を併発すると視覚障害が長引くようですが，そもそも角膜上皮は自己再生するので，他に障害がなければ，症状は数時間から数日で消失し，長期化することはなさそうです．治療法は，局所麻酔薬の点眼や眼帯装着などの対症療法しかありません．

＊周術期にどうして角膜が損傷するのでしょうか．
　多くの危険因子が挙げられています．
　①トレンデレンブルグ体位：
- 長時間の頭低位により，強膜静脈圧や眼内圧が上昇し，角膜の厚みが増加した結果，眼球表面が脱水状態になる．
- 前立腺摘出・子宮摘出術において，角膜剥離の合併症は2000～2011年で増加しています．特に2009～2011年では開腹に比べて腹腔鏡下において4倍，ロボット支援では7倍のリスクになっています．ロボット支援の使用や適応が拡大しているので，周術期の眼の傷害に注意すべきです．

　②長い爪：麻酔覚醒時に無意識に眼を擦った時に受傷する（救急外来での角膜損傷の原因として爪が最も多いようです）．
　③利き手の酸素飽和度のプローブ：②と同じ機序で，麻酔覚醒時に，

無意識に目を擦る．
④長時間麻酔：涙腺へ行く自律神経が抑制され，流涙が減少して角膜が乾燥する．
⑤全身麻酔：瞬目反射が抑制され，眼球表面への涙の再分布が阻害される．
⑥長時間酸素供給：経鼻カニューレ・酸素マスクからの酸素による眼球表面の乾燥．
⑦過鎮静：側臥位での内視鏡操作で，偶発的な外傷に対する患者の反応が抑制され，異常の発見がおくれる．
⑧その他の危険因子：高齢者，頭頸部手術，全身麻酔，出血量，目の保護テープ，腹臥位など．

＊周術期の角膜損傷は防ぎ得ないので，次のような予防が大切です．
①眼瞼へのテーピング
- 眼裂を十分に覆う幅のテープを貼付します．麻酔導入後の眼瞼反射消失直後の気管挿管前に貼ることで機械的損傷が回避されます．
- 不適切な貼付で，粘着剤が眼球表面に付着したり，テープが移動したりするので，術中に眼球を定期的に観察します．
- 剥がすときに眼瞼と睫毛を傷つける可能性があります．
- 麻酔覚醒前に剥がします．
- テープ材質に対するアレルギー反応にも注意しましょう．
- テープが手術操作に邪魔になることもあります．術者と相談の上，一時的に上下眼瞼を縫合するというオプションもあります．

②潤滑剤の使用
- 乾燥防止になりますが，覚醒時に無意識に眼を擦る危険性があります．

角膜損傷にともなう症状は長期化しませんが，患者の満足度は非常に低下します．完全に防止するのは困難ですが，できる範囲で対応しましょう．

File No. 103 術後鎮痛とオピオイドと呼吸抑制

　術後鎮痛は，患者さんの満足度やQOLだけでなく，在院日数の短縮など病院経済にも大きなメリットがあります．反面，米国では術後鎮痛薬のオピオイドの処方が増え，中毒や薬物依存が社会問題となっています．それ以外にも，オピオイドの副作用であるオピオイド誘発性呼吸抑制が，手術後死亡と脳障害に関係するとしてますます注目を集めています．

　米国における医事紛争解決事案症例調査によると，1990年から2009年の間に92件の呼吸抑制に関する解決済医療訴訟があり，そのうち3/4の患者は死亡または重篤な脳障害をきたしていました．半数には和解金が支払われて，その金額は中央値で217,000ドルだったそうです．

　呼吸器系イベントが生じた患者の大部分がオピオイドの投与を受け，また約半数は，オピオイドの持続投与を受けていました．約半数は異なる2つ以上の経路から投与されていて，別々の医師により処方されていることもありました．著しい過量投与が明らかであったのは16％の症例のみでした．

　ところが，閉塞性睡眠時無呼吸発症の高リスク患者は全体の4分の1のみでした．

＊**これらから，ルーチンのオピオイドの使用は術後呼吸器系イベントの主要な原因であって，おそらく睡眠時無呼吸よりも強く関係していることが示唆されます．**

　そうであるならば，オピオイドの使用を減らすことで，呼吸器系イベントのリスクは減少するはずです．確かにオピオイド以外に有効な術後鎮痛法や薬剤がありますが，それらにも副作用がありますし，オピオイドほどの鎮痛効果はありません．オピオイドは，今後も重要な鎮痛手段

であり続けるでしょうから，むしろ私達はオピオイドの投与を受けている患者に対する安全なケアを学ばなければなりません．

術後の気道閉塞や呼吸数や換気量の減少は，オピオイド拮抗薬や人工呼吸で治療できるためトラブルは起こりにくいはずです．要は，適切な評価と介入ができれば術後の呼吸器系の大惨事は通常はおこらないと言えます．さきの92件の医療訴訟事案のうち，88％は術後24時間に生じており，より適切なモニタリングと評価により97％は防げたであろうと考えられています．呼吸器系イベントの1/4は，看護師による評価から15分以内に発生しているので，現行のシステムにも問題があると言えるかもしれません．

*それでは，どうすればよいのでしょう？

持続的なモニタリングで予防できると考えられます．米国の麻酔患者安全基金は，オピオイドの非経口投与を受ける患者の全てにパルスオキシメーターを装着し，酸素投与中の患者では何らかの方法で換気を測定することを推奨しています．ただ，何をどのようにモニタリングすると有効なのかを知るには，大規模な試験が必要なようです．

現状で言えるのは，①術後24時間の鎮静レベルの確実な評価，②酸素化と換気のモニタリング，③迅速かつ適切な対応と介入が，オピオイド関連の呼吸トラブル防止につながるということです．

なお，オピオイド拮抗薬（ナロキソン）に関してですが，オピオイドによる呼吸抑制は，ナロキソンで回復しますが，問題はオピオイドとナロキソンの作用時間の違いです．オピオイドの種類や投与量，投与時間などにもよりますが，ナロキソンの効果が消失すると，再びオピオイドの副作用である呼吸器系イベントのリスクが出現するので注意が必要です．

術後24時間以内の患者さんには油断せず目を光らせていましょう．

File No. 104

手術と褥瘡

褥瘡は，高齢者，低栄養，糖尿病，浮腫などの合併症を有する患者に発生しやすいと言われています．しかし，手術中にはこのようなリスクがなくても，同一部位に長時間の圧迫，循環不全，皮膚の伸展，血液や洗浄液による湿潤などが加わることで，皮膚や皮下組織の血行不良が生じ，皮膚組織の保持力以上の摩擦やずれによる外力が加わると，発赤，腫脹，びらん，水疱形成を生じます．さらに圧力が加わり続けると，皮膚と皮下組織や筋層との間のずれが大きくなり，栄養血管の血流が障害されて組織損傷が進み，褥瘡を形成します．

＊圧迫を受けやすい部位は，それぞれの体位によってほぼ決まっています．

図

仰臥位：踵骨部，仙骨部，肘骨部，肩甲骨部，後頭部

側臥位：外顆部，膝関節顆部，大転子部，腸骨部，肋骨部，肩峰突起部

腹臥位：趾部，膝関節部，肩峰突起部

〔外科治療．2003；88：891〕

さらに，手術台の前後左右への回転や術者による圧迫により，圧迫部位のずれや皮膚の伸展を生じます．また，手術中には，患者の身体が移動しないよう補助用具を用いますが，補助用具に直接体圧がかかったり固定のための圧力が加わることで，これも褥瘡の原因となります．これら，術中に圧迫される部位すべてに対処する必要があります．

　手術中の褥瘡発生予防には，ゲルまたは粘弾性パッド，圧切替型エアマットレス，ビーズベッドシステム，体温動作付粘弾性フォームなどの体圧分散マットレスが有効であるとされ，使用されています．このうち，ゲルまたは粘弾性パッドによる褥瘡発生率が低く，日本褥瘡学会の褥瘡予防・管理ガイドライン（第3版）では，推奨度B（根拠があり，行うよう勧められる）とされており，その他のものは，推奨度C1（根拠は限られているが，行ってもよい）となっています．

　可能な限り接触面積を広くして体圧を分散させ，好発部位に対しては適切な素材とサイズの用具を用いて減圧を図ることが褥瘡予防の基本です．

＊ところで，褥瘡と間違いやすいのが，ポビドンヨードによる化学熱傷です（⇨ 28 イソジン焼け？）．

　これは，一次刺激皮膚炎で，境界がはっきりしていて形が不整な紅斑が，消毒範囲と隣接する手術台の接地面に発生するものです．手術終了時の清拭の折に，確認しましょう．一方，褥瘡は術直後だけでなく，遅発性にも生じる境界が不明瞭な紅斑です．

文献
1) 外科治療. 2003 ; 88 : 891.
2) Visual Dermatology. 2007; 6: 1158.
3) 褥瘡会誌. 2012 ; 14 : 165.

File No. 105 異物遺残

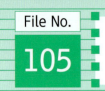野への異物遺残のニュースが報道されています．日本医療機能評価機構の医療事故収集でも毎年報告されています．発生頻度は，1/100〜1/5,000 例で，遺残関連死亡率は 11〜35% とも言われ，腹腔内手術では，1/1,000〜1/1,500 例発生しています．患者さんには健康被害がなくとも，異物が体内に残っているということからの精神・心理的な影響には計り知れないものがあります．

手術室では，鋼線入りのガーゼ使用，ガーゼカウントのダブルチェック，術後のレントゲン撮影などいろいろな対策が講じられていますが，ガーゼ遺残は皆無というわけにはなりません．

*ガーゼ遺残発生の要因は多様です．
1) 術者が術野を確認したが無かったため閉創した．
2) 不足を指摘したが，術者に届かなかった，もしくは術者が聞き入れなかった．
3) カウントが合ったので，術野をよく見なかった．
4) X 線撮影したが無かった．
5) X 線画像をよく確認しても無かったが，撮影方向を変えると遺残が確認できた．
6) X 線画像をよく見ていなかった．
7) スタッフの交替での引き継ぎが不十分であった．
8) 使用済みガーゼのカウントを間違った．
9) 使用前のカウントが不十分であった．　などなどです．

*機器材の員数チェック（カウント）
①手術直前準備時でガーゼ開封時，②手術開始直前，③閉創開始時，④皮下・皮膚縫合中の 4 段階でのカウントが推奨されています．
しかし，残っているはずがないという思いこみや，手術では多様で複

雑な処置が連続的に生じるために，次の処置に集中すると見逃すこともあります．また，緊急手術，肥満患者の手術，術式の変更も異物遺残の危険因子とも言われています．

＊患者さんの体内への違残ではありませんが，ガーゼがゴミ箱などに紛れ込み，カウントが合わないということもしばしば経験します．

　かつて器械出し看護師が，使用前ガーゼを数え間違い，最終チェックで枚数不足ということで大騒ぎになったことがありました．その反省から，使用前のガーゼカウントを二人でチェックするようになりました．員数が合わないと，清潔チームは体内を総点検し，外回りは手術台の周囲から果てはゴミ袋の中身を全て出して探したり，カウント済みのガーゼを数え直したりします．特に閉創前でしたら手術操作はストップして全員参加で探すことになり，円滑な手術に支障をきたすことになります．

　手術室では，術者のみならずチーム全員が何事かに集中する能力を持ち，発揮することで高度で複雑な手術が毎日安全に行われていますが，能力を超えた想定外のものが見えなくなることは心理学的にも指摘されています（⇨ 4 人間の特性）．ICチップ内蔵ガーゼなどIT技術などによる対応も検討されていますが，チームの一員として基本的手順の遵守，ダブルチェック，他者の意見の拝聴，異常・違和感を躊躇なく指摘することなどの職場環境の安全風土を醸成して，ヒューマンエラーを排除することが大切です．

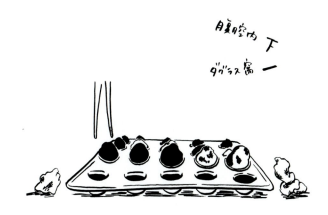

File No. 106 標本には注意

「WHO 安全な手術ガイドライン」で示されている「10 の基本的な必須の目標」に，手術標本に関する項目があります．

手術標本に関係するトラブルは，8％が『運用上』のミスによるという報告があります．

これは，不適切で間違ったラベルの貼付，標本の紛失，組織や臓器の保存方法の誤りなどです．また別の報告では，手術室からの標本1,000件当たり，3.7件のミスが発生していて，それでは，正確なラベルが付いていなかったり，組織部位に関する詳細が省略されていたり，患者の名前が記入されていなかったりしていました．この結果，治療が遅れたり，同じ処置が繰り返されたり間違った部位が摘出されたりしました．

* **検査標本の確認ミスの半数は，ラベル付けミスによるという米国での研究があります．**

この研究から推定すると，米国では毎年16万件近くの有害事象がラベルミスによって起こっていると思われます．標本と検査指示用紙との間で一致しないラベルが貼ってあったり，ラベルそのものがなかったりという，ラベル間違いの標本のために発生しています．

* **病理診断部では，標本だけが運ばれてきて，検体のラベルと検査依頼書を照合して検査されます．**

患者さんの顔は見えませんし，その中身までは照合できません．従って，持ち込まれる標本そのものの間違いは，絶対に避けなければなりません．例えば，表のような手順を踏む必要があります．

表 病理組織標本，特に迅速病理検査の取り扱い（一例）

①外回り看護師は，標本を入れる容器を前もって用意し，患者情報を記載した「患者氏名シール」を貼っておく．
②器械出し看護師は清潔野で記入できるように滅菌した「標本シール」とペンを用意しておく．
③標本を取り出した医師は，器械出し看護師に，標本名・処理方法を口頭で伝える．
④器械出し看護師は，医師から伝えられた標本名を復唱しながら「標本シール」にペンで記入する．
⑤器械出し看護師は記入した標本シールを医師に見せて復唱しながら医師と一緒に確認する．
⑥器械出し看護師は，外回り看護師に標本名・処理方法を伝えながら，標本と標本シールを渡す．外回り看護師はそれを復唱しながら受け取る．
⑦外回り看護師は，受け取った標本を指示通りに処理し，①で用意した容器に入れる際に，受け取った記入済標本シールを貼る．同時に，迅速病理標本の場合は，その出た順番に番号を容器の標本シールに記入する．
⑧外回り看護師は，迅速標本が出た順番と標本名を標本記録用紙に記入する．同時に，入院診療録，病理伝票，標本の患者氏名をフルネームで再度照合確認して病理に提出する．
⑨病理検査室から迅速標本の病理診断結果を医師に連絡するときは，標本名で伝達し，標本番号は使わない．

　全ての手術標本に，患者ID，標本名，標本が採取された部位（臓器や左右）が書かれて正しくラベル付けされていることを，一人が標本ラベルを声に出して読み上げ，もう一人が声を出して同意確認することで確認します．

＊**病理標本の取り間違いは，患者にとって悲惨な結果をもたらします．**
　検体を容器に入れる人，それを受け取る人，検体を病理部に運ぶ人すべてが，病理標本のラベルの患者名，標本内容，部位をはっきりと読み上げ，相互に確認しなければなりません．

File No. 107

ホルマリンの取り扱いに注意

　手術で摘出された組織や臓器の多くは病理学的検査に提出されます．手術材料の病理診断は良性・悪性の決定のほか，悪性の場合は患者の予後や治療方針に影響を及ぼすため，取り扱いには細心の注意が必要なことは言うまでもありません．

*採取・切除された組織・臓器は，ホルマリン液の容器に入れるのですが，容器の蓋を開けた時に，目や鼻などが刺激され，涙が出たり，咳き込んだりしたことがありませんか？

　病理診断・検査では，ホルムアルデヒド（以下 FA）を約 4〜8% 含む水溶液（10〜20% ホルマリン）が組織固定に用いられ，FA は標本作製や病理診断に欠かせない化学物質です．しかし FA には，高濃度長期曝露により鼻咽頭癌を発生させる発がん性があることを WHO が 2004 年に発表しました．また，慢性曝露による生殖毒性，胎盤通過性による胎児への影響，感作による喘息・アトピー性皮膚炎・接触性皮膚炎の発症などに加えて，気道粘膜の細胞変性，炎症，過形成，扁平上皮化生などの組織学的変化についても報告されています．さらに，FA はシックハウス症候群などの化学物質過敏症の原因物質の 1 つとされ，住環境においては厳しく管理されています．

　医療機関では，医師や看護師，病理医，臨床検査技師が，臓器・組織の固定に際して，FA の保管，分注，組織の浸漬，容器の洗浄作業などを行っています．このときに被る FA ガスの低濃度長期曝露によって健康障害を起こす危険性があるので，その防止のため，FA の取り扱いは，労働安全衛生関係法令により規制されています．

*手術室でも使わざるを得ませんので，その取り扱いには十分気をつけましょう．
- ホルマリン容器・固定臓器の容器は，蓋をして二重密閉する．

- 蓋の開閉は短時間で済ませ，蒸気の拡散を可能な限り防ぐ．
- ホルマリンの染み込んだガーゼなどはビニール袋に入れて密封し，蓋付きゴミ箱に捨てる．
- 肌の露出を避け，個人防護具を着用する．

万が一，目に入った場合には直ちに多量の水で15分以上洗眼して眼科受診します．吸引した場合には，新鮮な空気の場所に移動するか，手術室では麻酔器から酸素を投与します．皮膚に触れた時は，水で洗い流します．スクラブなどが汚染された場合には，直ちに着衣を脱ぎ（乾式除染），シャワーなどで洗い流してから皮膚科の診察を受けます．

*床などにこぼした時には，少量の場合にはホルムアルデヒド中和剤や中和シートを使用します．

大量の場合，関係者以外退避させ，ホルムアルデヒド用のフィルターを装着した防護具を着用し，中和剤や中和シートを使用したり，水で洗い流したりして除染します．

File No. 108

こつ，腰が…

大 腿骨骨折で BMI 40 の患者さんが，下肢牽引ベッドで手術室に到着しました．"さあ手術台に移しましょう"と気合が入りますが，頭の中は"ギックリ腰"の不安でいっぱい．

* **患者の移動は手術室だけでなく，院内いたるところで毎日行われていて，職員は，腰だけではなく肩や頸の障害の危険にさらされています．**

　手術室では，歩ける患者さんには手術台まで歩いて来て手術台に乗っていただきますが，歩けない患者さんは人力で手術台への移動が行われます．

　ものを動かす時は，"持ち上げる"，"押す"，"引っ張る"だけですが，患者さんの移動はこれだけではすみません．体位の保持だけでなく，輸液路など体についているカテーテル類や各種モニターにも注意が必要ですし，介助するチームの体格差なども考慮しなければなりません．

* **ところで，平均的成人女性は片手でどのくらいの重さのものを持ち上げられるでしょうか？**

　片手で 5 kg，両手では 10 kg 程度のものを持ち上げることができるとされています．頭部は総体重の約 8.4%で普通は麻酔科医が保持しますので，残りの 91.6%を持ち上げなければなりません．91.6%を持ち上げるのに，麻酔科医は別にして 2 名のスタッフだと，患者さんの体重は 22 kg まで，3 名だと 33 kg が限界です（10 kg×3 名÷0.916）．例えば仰臥位から腹臥位への体位変換時にはかなりの人員が必要となります．

　一方，水平方向への移動でも患者さんを持ち上げて移動すると同じことになりますが，引き抜きシーツなどで患者さんを引っ張る場合，患者体重の 72.6%の引張力が必要となります．平均的成人女性一人で引っ張れる限界は 16 kg とされていますので，従来の引き抜きシーツでは

麻酔科医と 3 名のスタッフではおよそ 70 kg が限界です.
　摩擦の少ない滑りやすい素材を使用したスライディングボードやローラースライドなどは，従来の引き抜きシーツよりも少人数で，重量級の患者さんでも安全に短時間で移動させることができます．多くの手術室で利用されていると思います．

＊ああ，ロボットスーツ HAL® (Hybrid Assistive Limb) が欲しい！
　ダヴィンチ（Da Vinci®）のような手術用ロボットが使用されているのに，どうして毎日多くの患者の移動を人力に頼らなければならないのでしょうか？

File No. 109

よいしょ！

手術室では重いものを動かさない日はありません．手術台，麻酔器，透視装置，顕微鏡，内視鏡手術装置…そうそう鋼製小物の入ったコンテナも．多くはキャスターが付いているので．押したり引いたりですみますが，コンテナは持ち上げる必要があります．重い物を持ち上げたり，動かしたりする作業は毎日何回かしなければならず，その際に，腰・背中・肩の筋骨格を痛めることになります．

＊腰は，第5腰椎と第1仙骨の椎間板を支点とする機械的なテコのシステムと考えられます．

　テコは，支点の両サイドのモーメントのバランスをとるように働きます．持ち上げようとする物の重さや上半身の重さのモーメントにつりあわせるために，筋肉に負荷がかかります．腰をかがめると，上半身の中心から支点までの距離が長くなり，モーメントがさらに大きくなります．これにつりあうよう，持ち上げたり，保持している間の姿勢を保つため，背筋に大きな負荷がかかるわけです．

＊持ち上げる姿勢にもよりますが，持ち上げる重量の10～20倍の筋力が必要となります．

　支点となる椎間板にはとてつもない力が加わり，圧迫されたりせん断されたりして腰痛の原因になると言われています．たとえ適切な負荷であっても，繰り返されるとダメージからの回復が不十分となります．ちなみに，作業労働時の腰部椎間板圧迫力の許容値は3,400ニュートン（N）とされています．

＊では，そのようなトラブルを避けるにはどの程度の重量までなら許されるのでしょうか．

　米国の国立労働安全衛生研究所（NIOSH）は，推奨重量制限（RWL；

recommended weight limit）と体にかかる負荷を評価するためのリフティングインデックス（LI）の計算式を示しています（revised NIOSH lifting equation; RNLE）．

- 推奨重量制限（RWL）とは，健康な作業員の大半が，上げ/下ろし作業に伴う腰痛のリスクを上げることなく8時間を上限として上げ/下ろし可能な重量の推奨値で，一人の人間が安全に持ち上げることのできる重量は23 kgであることから始まり，6つの因子により修飾されます．
  〔6つの因子：①水平移動距離，②垂直位置（高さ），③垂直移動距離，④全体の姿勢（角度），⑤荷重の上げ/下ろしを行う時間の長さと頻度（回数），⑥対象物の重さと荷重を安全に保持できる度合い〕
- リフティングインデックス（LI）は，物体の重量を推奨重量制限（RWL）で除したもので，上げ/下ろし作業に伴う肉体的ストレスの相対推定値です．LIの値が1.0を超える上げ/下ろし作業では腰痛になるリスクが高くなります．

表 手で持ち上げる場合のリフティングインデックス（LI）例

挙上業務	リフティングインデックス	リスクレベル
灌流液（3,000 mL）	<0.2	最小
砂嚢	0.3	最小
リネンバッグ	0.4	最小
防曝エプロン	0.4	最小
カスタム滅菌パック	0.5	最小
ゴミ袋（満杯）	0.7	最小
体位装置（支脚器など）	0.7	最小
体位装置（ゲルパッドなど）	0.9	最小
手の手術台	1.2	潜在的危険
透視台	1.2	潜在的危険
支脚器（両手に1台ずつ）	1.4	潜在的危険
ウィルソンフレーム	1.4	潜在的危険
灌流液容器（12,000 mL）	1.5	潜在的危険
器械台	2.0	相当な危険

文献　AORN J. 2011; 94: 173-179.

File No. 110　しっかり鉤を引け！

術 野を展開する鉤引きは，手・腕・肩・首・背中などの筋骨格異常を起こしうる危険性をはらんでいます．低侵襲手術や腹腔鏡手術では多機能な器材が開発され，長時間の用手的鉤引きの必要性がなくなりました（しかしながら頻繁に器材の交換などが必要で，これはこれなりに人間工学的に問題がありそうですが）．

　一方，開腹手術など開創手術では開創器が使用されますが，微妙な牽引が必要な場合には，依然として用手的な鉤引きが必要です．手術野では鉤引きにより，術野が露出され手術が行いやすくなります．その間，手術助手は鉤を握りしめ，引き続けなければなりません．しかも長時間にわたり体を傾け首も曲げ，適切な高さ以上に長時間持ち続けます．

＊**時間とともに，手や腕が疲れてきて鉤の保持が緩み，"しっかり鉤を引け！"となるわけです．**

- 鉤を引くとき，文字通り手前に引く方が向こうに押しやるよりはるかに楽ですし，脇を締めて肘をしっかり体に密着させるとか，肘を離被架に預けるとかして疲れないようにしましょう．
- 手術台が腰から胸の間にあればいいのですが，術者と助手の身長に差がある場合，踏み台を使います．
- 姿勢は術野に対して垂直にしますが，どのような場合でも体をひねる姿勢はやめましょう．負荷の程度や時間にもよりますが，非対称な姿勢はかまいません．
- 持ち上げたり，支持したりできるのは35ポンド（約16 kg）が限界です．それ以上の場合には補助具を利用しましょう．
- 可能なら，休憩や体勢の取り直しなどしましょう．鉤を使わないで，直接手による牽引は，筋骨格系に支障をきたしたり刺傷事故の原因となるので避けましょう．

 1) AORN J. 2011; 94: 54-58.　2) Am J Nurs. 2007; 107: 53.

File No. 111 足がだるい

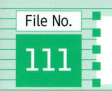 術中に，長時間同じ姿勢を強いられることがしばしばあります．手術操作のための視野の確保や術野の清潔度の維持が求められることから，途中で腰掛けたり，体重を移動させたり，首を回したりすると，"バカヤロー"と罵声が飛んできます．しかし窮屈な作業姿勢を長時間取ることは，筋骨格系に負荷をかけ，疲労や健康被害をもたらします．

長時間の立ち仕事に伴う危険性は，すでに18世紀に労働安全衛生上問題があると指摘されています．長時間の立ち仕事は，足の痛み，脊椎圧迫，慢性の静脈還流不全，腰痛，頸動脈のアテローム性動脈硬化などをもたらし，さらに関節への負荷から靭帯の変性を促進するそうです．妊娠女性の場合，早産や自然流産のリスクも高まります．

＊立ち仕事の際には，どういう対策をとればいいのでしょうか．

勤務中に椅子に腰掛けて休憩することで脊椎への負荷が軽減します．手術台の位置が決まったら，その高さに調整して，休息中はしばらくまっすぐ前を見つめます．

履物は，つま先が閉じていて，足趾を動かせる空間があり，ショックを吸収するクッション性のインソールを使用して，靴に応じた高さのある踵のものにします．また，サポーティングストッキングやソックスを着用します．疲労しにくいマットを足台に置いてもいいのですが，感染症対策に適応した対策を講じておきます．

妊娠している場合，2時間以上立ち詰めにならないようにしましょう．器械出し業務中には，首の長時間（1分以上）の30度以上の前屈や回転を避けます．防曝エプロンは，軽量で分離しているものを着用します．

術中の業務には，腰痛など筋骨格系を障害するリスクが付きものです．人間工学に基づいた対策で，患者のみならずスタッフの安全にも留意した対策が必要です．

文献　AORN J. 2011; 93: 767.

File No. 112

消毒と筋トレ

皮膚に付着したり常在する細菌数を限りなく減らしてSSIを防止するために，手術野皮膚の消毒が行われます．術野汚染を最小限にするためには，ドレープの穴がずれたりする可能性や皮膚切開創の拡張や追加切開，ドレーン挿入予定部位を考慮して十分な範囲が消毒されないといけません．

＊四肢の手術の場合，皮膚消毒は通常全周性に必要です．

　そのため手術スタッフは，患肢を持ち上げ，消毒が終わるまで持ち続けることになります．一人で行う場合には，消毒をしている間，もう片方の手で保持します．患肢が小さくて軽い場合あるいは末梢の限られた範囲であれば一人でもできるかもしれませんが，太くて重い患肢では持ち上げ続けるのは大変です．

　単に持ち上げるだけではなく，消毒しているスタッフと接触しないよう，また消毒部分に触れないよう腕を伸ばしたり腰をかがめたり，さらには患肢を落とさないようしっかり保持するのは重労働です．

　消毒のために患肢を保持するには，スタッフの肩や腕，背中の筋肉に強い伸展力がかかり，健康被害を被る可能性があります．僅かな力で済む場合や短時間であれば危険性はさほど高くはないでしょうが，大きな力や長時間の保持が必要と想定される際にはその程度に応じて，患肢の重量を軽減する措置をとることが安全であることは言うまでもありません．

＊そもそも，手足の重さはどのくらいなのでしょうか，また普段筋肉トレーニングやウェイトリフティングをしない私たちには，どのくらいの重量のものを持ち上げたり保持できるものなのでしょうか．

　体の各パーツの重さは，脚が全体重の15.7％，腕が5.1％，頭頸部は8.4％です．一方，私たちが持つ"腕力"ですが，平均的な米国成人

女性の場合には片手による拳上の限界は，5 kg 強です．利き腕とそうでない腕では力が違うかもしれませんが，両手では単純に2倍となります．

　また保持する持久力は時間とともに弱まりますので，保持し始めに出せる最大の力を100％とした場合，1分後で52％（48％減る），2分後には35％，3分経過すると29％となってしまいます．

＊**日米の女性の体格に差があるかもしれませんが，これら重量や時間の許容範囲を超えた場合，筋骨の異常が発生する危険性が増加します．**
　具体的には，例えば体重が50 kg の患者さんの場合，脚が7.9 kg，腕は2.5 kg，頭頸部4.2 kg の重量となります．両手では，片足を持ち上げられますが，1分は無理です．上肢なら両手で楽勝ですが，それでも2分が限界といったところでしょうか．

　四肢，頭部を拳上保持して消毒を行う際，しばしば許容限界を超える長時間の挙上・保持を強いられることがあります．これに該当する場合，スタッフの身体障害リスクを軽減するために，無理をしないで別のスタッフの応援を要請するか，ホルダーや挙上装置などの補助デバイスを使用することをお勧めします．

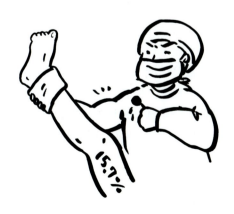

File No. 113　手術室のゴミ（その1）

一般に，"ゴミ"は，廃棄物として法律によって処理されます．廃棄物とは，"ごみ，粗大ごみ，燃え殻，汚泥，ふん尿，廃油，廃酸，廃アルカリ，動物の死体その他の汚物又は不要物であって，固形状又は液状のもの（放射性物質及びこれによって汚染された物を除く．）"として，廃棄物の処理及び清掃に関する法律で定められています．

廃棄物には，産業廃棄物と，一般廃棄物があります．これらの廃棄物のうち，爆発性，毒性，感染性その他の人の健康又は生活環境に被害を生じるおそれのあるものを，特別管理廃棄物として法令で定めています．これらには必要な処理基準が設けられ，通常の廃棄物よりも厳しく規制されています．特別管理一般廃棄物には8種類の廃棄物が，特別管理産業廃棄物には58種類の廃棄物が定められていて，それぞれに"感染性廃棄物"が含まれています．

"感染性廃棄物"とは，医療機関などからの，「人が感染したり感染するおそれのある病原体が含まれたり付着している廃棄物やそのおそれのある廃棄物」のことです．

*"感染性廃棄物"かどうかの判断は，廃棄物の"形状"，"排出場所"，"感染症の種類"によって判断されます．

A. 形状
　①血液，血清，血漿及び体液（精液を含む）（以下「血液等」という）
　②病理廃棄物（臓器，組織，皮膚等）
　③病原微生物に関連した試験，検査等に用いられたもの
　④血液等が付着している鋭利なもの（破損したガラスくず等を含む）

B. 排出場所
　①感染症病床，結核病床，手術室，緊急外来室，集中治療室及び検査

室において治療，検査等に使用された後，排出されたもの．

C. 感染症の種類
①感染症法の一類，二類，三類感染症，新型インフルエンザ等感染症，指定感染症及び新感染症の治療，検査等に使用された後，排出されたもの．
②感染症法の四類及び五類感染症の治療，検査等に使用された後，排出された医療器材等（ただし，紙おむつについては特定の感染症に係るもの等に限る）．

これらに該当するものは，全て"感染性廃棄物"です．

注射針・メス・破損したガラス製品などは，メカニカルハザードへの配慮から，使用の有無，血液等の付着の有無にかかわらず感染性廃棄物として扱います．

なお，"医療廃棄物"とは，医療関係機関等で医療行為等に伴って排出される廃棄物の通称で，法令上の用語ではありません．

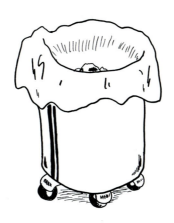

 環境省：廃棄物処理法に基づく感染性廃棄物処理マニュアル
https://www.env.go.jp/recycle/misc/kansen-manual.pdf

File No. 114 手術室のゴミ（その2）

　患者さんが入ってくる前の手術室は，コンテナなどの手術器材の包みを開けたり，ディスポ機器を箱から取り出したり，点滴や麻酔薬を準備したりと，準備に大わらわ．気がつくと，大きなゴミ袋の中はゴミでいっぱいです．

も　ちろん，手術室からのゴミだけではありません．
　病棟，外来，事務，栄養課など院内のあらゆるところから，毎日たくさんのゴミが出ます．その大部分は，一般家庭や事業所から排出される廃棄物と同じ一般廃棄物，産業廃棄物，資源系廃棄物なのです．しかし，ここは病院です．診察や治療が行われるので，人が感染したり感染するおそれのある病原体が含まれたり付着している廃棄物やそのおそれのある廃棄物も当然発生します．

＊では，そのゴミの量はいったいどのくらいの量なのでしょうか？
　ある調査によると，1床当り1.2～6.5 kg，患者や見舞客，病院のスタッフなども含めた病院内の人数1人当りでは0.6～1.4 kgのゴミが毎日発生しているそうです．多めに見積もって，500床の総合病院では，毎日3トン（6 kg×500床）もの量となります．

＊一方，感染性廃棄物はどのくらいなのでしょうか．
　感染性廃棄物の1病床当たりの発生比率は医療機関の形態にもよりますが，大学病院で全廃棄物の10～12％，官公立病院などの中核病院では8～10％，一般病院では3～5％程度とされています．上記の例では，全廃棄量の10％と仮定して，感染性廃棄物は毎日300 kg発生していることになります．

＊手術室からはどのくらい出ているのでしょうか．

　Web 上に，年間 4,500 件以上の手術を行っているある総合病院（病床数 698 床）のデータがあったので試算してみました．手術室から 1 ヵ月に 45L の感染性廃棄物用ゴミ袋とボックスが合計 372 個出たそうです．年間約 4,500 個になります．ということは，手術 1 件あたり，45L のゴミ袋 1 個分の感染性廃棄物が出たことになります．先に述べた全廃棄物に占める感染性廃棄物から計算された量から比較すると，この病院手術室から出ている感染性廃棄物の量が多いように思われますが，前者は重量，後者は容量なので，一概には多いとは言えないのかもしれません．

　それはさておき，この病院のデータから処理費用を計算すると，処理費用は業者によって異なりますが，およそ 1L あたり 100 円として，手術 1 件あたり 4,500 円．年間 2,000 万円以上が感染性廃棄物の処理費用となります．この病院の手術室では，特に血液の付いた感染性廃棄物用袋の中に，一般廃棄物を入れる姿がよく見られていたため，廃棄物の分別を徹底して感染性廃棄物の量を減らすことに成功したとのことでした．

　手術室内は，ディスポ製品であふれています．大半が一般廃棄物です．病院経営だけでなく，環境への影響も考えて，面倒だからと思わないで，しっかり分別廃棄をしましょう．ちょっとした気遣いが，大きな成果を生むのです．

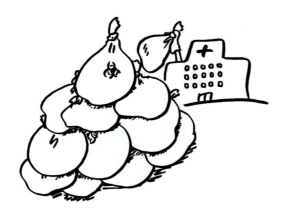

File No. 115　手術室のゴミ（その3）

　病院は，廃棄物の処理及び清掃に関する法律により特別管理廃棄物に指定された感染性廃棄物を，生活環境の保全及び公衆衛生の向上を図るために，感染性廃棄物処理マニュアルに従って適正に処理しなければなりません．

　感染性廃棄物とは，医療行為により廃棄物となった脱脂綿，ガーゼ，包帯，ギプス，紙おむつ，注射針，注射筒，輸液点滴セット，体温計，試験管等の検査器具，有機溶剤，血液，臓器，組織等のうち，人が感染するかそのおそれのある病原体が含まれたり付着したりしている，又はそのおそれのある廃棄物をいいます．

＊これらの廃棄物は当然容器に入れて搬出されますが，その容器には，感染性廃棄物であることや取り扱う際に注意すべき事項を表示します（バイオハザードマーク）．

　また，非感染性廃棄物は，必要に応じて非感染性廃棄物であることを表示することが推奨されています．なお，バイオハザードマークは，廃棄物の取扱者に廃棄物の種類が判別できるようにするため，性状に応じてマークの色を分けることが望ましいとされています．液状又は泥状のもの（血液等）は赤色，固形状のもの（血液等が付着したガーゼ等）は

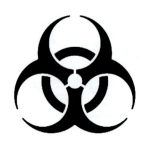

橙色，鋭利なもの（注射針等）は黄色です．色のバイオハザードマークを用いない場合には，"液状又は泥状"，"固形状"，"鋭利なもの"のように，廃棄物の取扱者が取り扱う際に注意すべき事項を表示することが求められています．

表 医療廃棄物

	分類	主な製品	廃棄物分類	区分
感染性	鋭利なもの	注射針，縫合針，メス，スライドガラス	特別管理産業廃棄物	感染性廃棄物
	紙・布製品	ガーゼ，包帯，シーツ，紙おむつ	特別管理一般産業廃棄物	感染性廃棄物
	手術切除物	切除臓器	特別管理一般産業廃棄物	感染性廃棄物
	プラスチック・ゴム製品	注射筒，採血管試験管ダイアライザー・回路チューブ輸液チューブゴム手袋	特別管理産業廃棄物	感染性廃棄物
非感染性	プラスチック・ゴム製品	点滴パック医薬品ボトル	産業廃棄物	廃プラスチック類
	紙・布製品	医療器具包装袋ガーゼ，包帯シーツ紙おむつ	産業廃棄物	一般廃棄物
	ガラス類	医薬品瓶アンプル	産業廃棄物	ガラス及び陶磁くず
	フィルム	レントゲンフィルム	産業廃棄物	資源廃棄物
その他	放射性物質	放射性医薬医療器具放射線治療患者紙おむつ	放射性物質	
	有害薬品	ホルマリン	産業廃棄物	毒物廃液

File No. 116 ランドリーバッグ
Laundry Bag

病 院内感染は様々な要因から発生します．汚染リネン類も病院内感染の原因の一つです．手術室では，術野にはディスポーザブルのドレープが使用され，使用後は廃棄されます．しかし，手術衣（スクラブ）は洗濯をして再利用されます．ディスポのスクラブもありますが，コストの点と何よりゴワゴワしていて，通気性も悪くあまり快適ではありません．

　手術に直接関与するチームは清潔ガウンを着用していますが，麻酔科医や外回りの看護師などはスクラブのままです．術野から飛散した塵埃や体液，自分自身の汗や落屑・髪の毛などが付着しています．

＊**仕事が終了したら，着替えてランドリーバッグにポイ．その後どう処理されるかご存知ですか？**

　もちろん洗濯に出されるわけですが，一般家庭の洗濯と同じわけにはいきません．病院内感染，手術部位感染対策のために，所定の消毒処置が必要となります．

　消毒処置は，手っ取り早く消毒薬を使えばいいと思われるかもしれませんが，消毒作業には，病原体や消毒薬などの化学物質への曝露の危険性がありますし，有機物によって消毒薬が不活性化すると，確実な消毒が達成できない可能性もあります．

＊**ではどうすれば良いのでしょうか？**

　厚生労働省監修の『消毒と滅菌のガイドライン』によると，熱水消毒（80℃以上，10分間以上）で，安全で確実に消毒できるとあります．1類〜5類感染症の全てに認められています．簡単ですね．

*どのようにして，汚染物に直接触れることなく，更衣室から洗濯機へ投入するのでしょうか？

　ご心配なく．水溶性ランドリーバッグがあります．使用したスクラブをバッグに入れ，付属の紐で開口部をしっかりと縛り，そのまま回収します．袋は開封せず，そのまま洗浄機に投入します．袋と紐は，60℃の温水に入れると，約10秒前後で溶解を始め，30秒で完全に溶解します．これで回収作業も安全です．

　寒い手術室内での長時間作業は苦痛です．防寒下着の上にスクラブを着用することがありますが，くれぐれもスクラブからはみださないように気を付けることと，防寒用上着はスクラブ同様毎日洗濯しましょう．

　最後に，ポケットに何も残っていないことを確認して，手術室を後にしましょう．

File No. 117

火災対策

2013 年一年間に25,015件の建物火災があり，このうち病院火災は102件で，10名が亡くなられ，17名が負傷されていました．幸い手術室が巻き込まれる火災はありませんでした．火災の資料を見ても，手術室が火事に見舞われた事案はありません．

手術室では火災の原因となる発火源（heat or ignition source），酸素化物（oxidizer），燃料源（fuel）の3要素（Fire Triangle）に囲まれていますが，多くのスタッフが室内にいるので早期に火災が発見され，消火されますので大事に至らないのかもしれません．しかし，火災は手術室内から発生するとは限りません．器材庫や休憩室から火が出ないとも限りませんし，隣接部から延焼することもあり得ます．

病院で火災が発生した場合，手術室では，手術中の患者さんはもちろんのこと手術スタッフの安全のために避難することになりますが，多くの困難を伴い，現実的には不可能と思われます．火災時に活躍するのがスプリンクラーですが，手術中の患者さんの創部に不潔な水がかかると大変ですので，手術室内には取り付けられていません．

＊火災に対して手術室ではどのような備えがありますか．
A. 籠城区画

まず，手術室など現実的には避難が不可能な部署は，そこに籠城できるように防火区画化することになっていて（籠城区画），手術室などは可燃物や出火危険のあるゾーンと防火防煙区画を徹底することで安全性が確保されています．

例えば，扉による防火防煙区画化，手術室直下・隣接部に厨房等を配置しない，他区画からの火煙を遮断するためにエレベーターなど縦穴開口部を防火扉と遮煙扉などで二重構造にしたり，排煙や空調ダクトを籠城区画から回避させたり，手術室内で火気の使用を制限して籠城区画内の出火原因を排除するなど，建築の段階から対応が図られて

います.

B. 防災設備

　火災発生時に避難警報，消火活動，延焼防止などの人命と財産を守るための設備で，建築基準法及び消防法で設置が義務付けられています．管理室などに，それぞれの警報装置からの情報を表示する装置があると思います．広い手術室では，ゾーニングされていて，どのゾーンで発生しているかが分かるようになっています.

C. 非常時開放システム（パニックオープンシステム）

　地震や火災時には避難しますが，自動ドアが動かなくなる危険性があります．

　火災報知設備（煙・熱感知器）や地震感知器から，連動制御盤に信号が送られ，自動ドアのコントローラに伝わりドアを自動開放し，停電時には非常電源に切替わってドアを自動開放してそのままの状態を保つ非常時開放システム（パニックオープンシステム）が採用されているところが多いと思います．施設課などに確認しておくとよいでしょう.

　火を消すにはやはり消火器の登場ですが，次項以降にて説明しましょう.

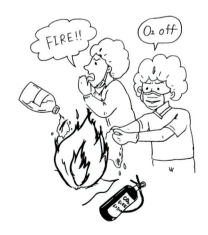

文献　http://www.bousaihaku.com/bousai_img/kasaigaiyou/B310_049.pdf

File No. 118

手術部位火災（その1）

　み　なさんは，日常手術室で働くにあたって火災の可能性についてどのくらい考えていますか？　実は手術室は火災の発生に必要な3つの要因（Fire Triangle），発火源・酸素化物・燃料源すべてがそろっていて，火災が起こりやすい場所です．電気メスによる薬剤の引火，気管切開中の気道熱傷などは手術室特有の火災事故といえるでしょう．日本でどのくらいの頻度で火災が起こっているのかは残念ながら明らかにされてはいません．アメリカでは，手術火災の防止キャンペーン（2003年），米国麻酔科学会の手術室火災のガイドライン（2008年）などいろいろな取り組みが行われていますが，いまだに1年間で650件（2013年）もの手術中の火災が報告されています．

＊手術室での火災を起こす3つの要因それぞれについて見ていきましょう．

　発火源としては，電気メス・レーザー・内視鏡用光源などが挙げられます．酸素化物については酸素や笑気の使用が挙げられます．全身麻酔中は空気中より高い酸素濃度で患者を人工呼吸させていることがほとんどですよね．また，酸素マスクやカニューレがそばにあることで，部分的にドレープの下に酸素が溜まっていることもあります．燃料源としては，アルコール性消毒剤，軟膏などの薬品，患者の体毛，腸内ガス，リネン，ガーゼ，気管チューブなどがあります．アルコール含有消毒剤以外でも，最近では，液体包帯（キャビロン®，セキューラ®）や骨セメントへの引火が報告されています．電気メス周囲で使用する製品の可燃性について，添付文書などで確認しておきましょう．

　では，どうすれば火事の防止が図られるのでしょうか．

＊まず発火源ですが，
　①電気メス：使わないときはホルダーに入れておきますが，不可能な

場合には患者から離した台の上に置きます．頭頸部の手術で，フェイスマスクなどで酸素が投与されている場合にはほとんどスパークの生じないバイポーラを使用するようにしましょう．
②医用レーザー：塩化ビニール製の気管チューブは，25％以下の酸素濃度でも燃焼します．気道周辺で使用する際には，レーザー耐性チューブを使用し，カフには破損がわかるように染料であるメチレンブルーか生食で満たします．レーザーは術者の直視下にレーザーチップがある時に，術者本人が作動するようにします．
③内視鏡光源：光源も発火源となることに注意が必要です．ドレープや他の可燃物の上に作動中の光源の先を置かないようにしましょう．

＊続いては，高濃度酸素の漏れ出し防止です．

　カフなしチューブを使用している場合には濡れガーゼ（絶えず湿らせておく）等で咽頭をパックします．カフ付チューブの場合にはリークのないよう聴診やカフ圧測定で適切にカフを膨らませます．頭頸部手術では電気メスやレーザーを使用する1分前に酸素投与を中止することが望ましいですが，現実的には難しいことが多いです．ドレープの下の酸素濃度にも注意が必要で排気にも気を使いましょう．

＊そして，可燃物の危険性を認識し，できるだけ可燃物の量を小さくすることです．

　可燃性消毒薬で消毒する際には患者とマットの間にタオルを差し込み消毒後に除去し，消毒剤が背面に貯留するのを防ぎます．そしてドレープを掛けるのは，消毒剤が十分乾燥してからにしましょう．術野に近い場所の体毛は水溶性の不燃性ゼリーで覆い引火を防ぎます．術前のヘア・スキンケア製品の使用を把握することも重要です．アルコール基材の製品では可燃性が増すからです．ヘア・スキンケア製品は点火温度が高く，引火性の低いものが多いのですが，酸素の豊富な環境では燃えやすくなります．

File No. 119 手術部位火災（その２）

手術部位火災には，患者さんの体表面や体内（気道など）の火災と体表・体内にある器具の火災があります．それぞれの場合の消火について説明しましょう．どの場合にも，最初の行動は，火災発見者が大声で火災を周囲に知らせることです．

A．体表の火災

大事なのは，患者さんへの影響を最小限にとどめることです．生理食塩水や蒸留水などをかけたり，炎の大きさや火の回りの早さにもよりますが，手袋をした手や濡れタオルで火を叩いて消火します．

ドレープ上の術野での火災では，燃えているものを速やかに床に落として消火します．火災場所に関わらず，麻酔器の酸素流量をゼロにして，空気に変更します．体表の手術部位火災は容易に消火出来るので，貴重な初期消火の時間を，消火器を取りに行くことに費やさないことが大切です．鎮火したら，燃えたものすべてを保存しておき，消防や事故対策委員会などによる原因解明に供します．

手術用ドレープの下の火災では，ドレープが防水加工されているために，ドレープの下に水が浸み込みません．ドレープを切り裂いたり剥いだりしてから水をかけます．

B．体内（気道など）の火災

麻酔回路を気管チューブから外し，酸素を止め，必要なら気道に生理食塩水か蒸留水を注入します．鎮火したら，気管チューブを抜去し，口腔内に遺残物がないことを確認して，新しい気管チューブを再挿管して気道を再確保し，気管支ファイバースコープにて気道の状態を観察します．

C. 体表・体内にある器具の火災

　燃えているものを患者さんから速やかに離し，患者の体表や機材の消火にあたります．電気手術装置などでは，電源を切って，電源コンセントを抜きます．煙感知装置が作動すると，空調機が停止するので，煙が室内に充満する前に，速やかに火災の規模を評価します．消火器を使用する場合には，患者さんと燃焼物の間に立って使用するか，燃えている器具を室外に出してから使用することで，患者さんの創部の汚染を避けることができます．

　鎮火して，燃えた機器材を撤去したら，手術野はもちろんのこと，ドレープや消火に使用したタオルの下の二次火災の影響を調べるために全身の体表を観察します．

＊消火器については，アメリカ麻酔科学会は，二酸化炭素消火器の使用を薦めています．

　しかし，日本の手術室では備えられていないことも多く，また，手術室のような閉鎖空間での使用時には，患者や手術メンバーの窒息の危険もあります．日本の手術室ではリン酸2水素アンモニウムを使用したABC消火器が備えつけられていますが，使用後の汚損が非常に激しく，なによりも術野で使用した場合に，後で微細な粒子を取り除くことは難しいので，できる限り消火器を使用する前に鎮火することが望まれます．

＊手術火災は，本来なら避けることができるものです．

　外科医，麻酔科医，看護師などの手術メンバーは，火災の各要素をそれぞれ独自に扱うことが多いのですが，相互に関与しています．火災の発生機序，危険性について十分な知識を持ち，十分な意思疎通を図り，協力して火災の各要素を制御することが重要です．そして火災の発生に備え日常から訓練などを通して消火避難方法を理解しておきましょう．

File No. 120

消火器

消火器は，炎が天井に達するまでの初期消火に有用です．

　病院の消火器の設置本数は，消防法により規定されています．それによると，延べ面積150 m^{2}以上で耐火構造の場合，200 m^{2}あたり1単位の消火能力を持つ消火器が必要となります．2,000 m^{2}の手術室では，10単位ですので，3～5型の消火器なら10本必要となります．

　一般的な消火器はABC消火器で，A火災（木材・紙・繊維などの普通の可燃物による火災），B火災（可燃性液体・油脂類などによる油火災），C火災（電気設備からの火災で感電の危険を伴う電気火災）に対応できます．

　ABC粉末薬剤の主成分は，リン酸二水素アンモニウムや硫酸アンモニウムで，人体に対してほとんど毒性はありませんが，微細粒子のため，口・鼻・目などの粘膜刺激症状，咳嗽，鼻汁流出，結膜瘙痒などの症状が出ます．流水による洗浄で対応しましょう．

　薬剤粉末粒子は防湿のためにシリコンコーティングされていますので，湿気によりコーティングが溶けて主成分による金属腐蝕を生じます．粉末薬剤がかかった医用電気装置はメーカーによる点検が必要となります．

　万が一，術野に散布された場合，除去は困難なため注意が必要です．たとえ術野以外で使用しても，手術室内に粉末が充満するので，手術室内での使用は現実的ではありません．

＊どうすればよいのでしょうか？

　残念ながら，我が国の手術室における火災対策のガイドラインはありません．特に，消火器については消防法の基準により，ABC消火器しかありません．

　一方，米国など海外では，例えば米国麻酔科学会のガイドラインでは，CO_2消火器を推奨しています．CO_2消火器は，ABC消火器同様，燃焼場所の酸素供給を遮断することで消火させますが，酸素の供給が再開さ

図　ASA 手術室火災の対応ガイドライン

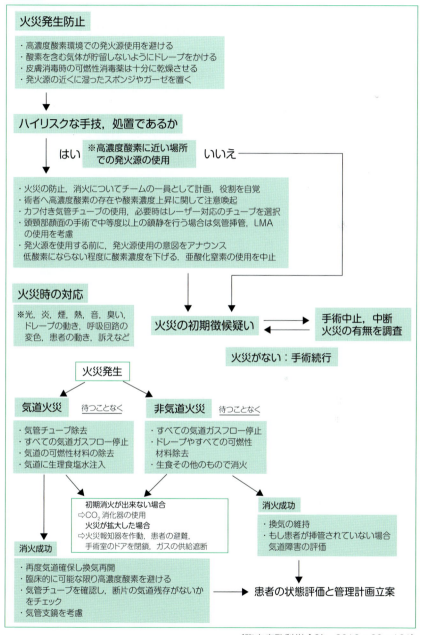

〔臨床麻酔科学会誌．2013；33：131〕

れると再発火の危険性があります．

　この消火器の問題は，これを使う人や同室者の窒息が危惧されることです．地下街や地階などへの設置は，消防法で禁じられていることから，閉鎖空間である手術室も同じと見なされているのかもしれません．標準的な CO_2 消火器10型（薬剤量：4.6kg）を10m×10mスパンで天井高2.5mの手術室で使用した場合，$2.33m^3$ の CO_2 が発生するので，CO_2 濃度は約0.9%と計算されます．CO_2 の最低毒性濃度は2%で，3%以上から臨床症状が出るとされていますので，計算上では手術室でも使用可能と思われます．もっとも，使用している周囲の濃度ははるかに高いと思われますが．

　何れにせよ，手術部位火災だけではなく施設火災の危険性もあるため，患者さんやスタッフの安全を優先するためにも，このような防災器材の準備が肝要ですが，何より，火災を起こさないことが大切です．

文献　臨床麻酔科学会誌．2013；33：131．

File No. 121

火事だ！　逃げろ！！

　手術室は火災対策として，"籠城区画化"されているので，火災警報が出ても手術室の扉を閉じて鎮火するまで待つのが一番なのですが，なんらかの原因で爆発が起こって火事の規模が大きいとか，外の風が強くて急速に火が回ったりして，避難を余儀なくされることがあります．その場合には，指揮系統を速やかに確立して，総指揮者の指示のもとに冷静・沈着に行動を開始します．

　火災により発生した煙は，3～5 m/秒で上昇し，水平方向には0.5 m/秒の速さで広がると言われています．煙の中では視界が悪く，避難方向が不明となるため，視界が広いうちに可及的速やかに避難します．

＊避難方法の基本は"RACE"です．
- Rescue：可能な限り，患者さんを救出します．
- Alert：火災を発見した時，付近のスタッフに警告して火災報知器を作動します．
- Confine：医用ガス・電気を遮断し，扉を閉じて火炎と煙を封じ込めます．
- Evacuate：総指揮者の指示のもとに手術室，場合によっては病院から避難します．

＊手術中ならば，手術操作を中止します．
- 可及的速やかにスキンステープラー，ドレープなどで創閉鎖を行います．
- 点滴ラインはヘパリンロックし，毛布等の防寒器材で保温を図ります．
- 麻酔科医は，麻酔の維持，呼吸・循環管理などを行いつつ避難することになります．酸素ボンベやバッグバルブマスク，簡易人工呼吸器があればそれらを用意します．

- 吸入麻酔法で麻酔中なら，静脈麻酔法に変更します．
- ストレッチャーに搭載されている酸素ボンベは，多くが500Lのボンベですので，高流量で使用するとすぐに空になるので，必要最少量で使用します．
- 患者さんはストレッチャーや担架で避難することになりますが，手術台数分の担架が用意されていればそれに移し替え，用意できない場合にはシーツ等を利用して患者を移動させます．
- 移動式手術台ではロックをはずして移動という方法もありますが，火事の場合にはエレベーターが使えませんので，水平方向のみの避難となります．

*いつ手術が再開できるかわからないため，麻酔状態下での避難では，全身管理のために酸素や薬剤などの確保が必要となります．
- 院内・外の避難経路・避難先，必要物品の備蓄やその搬送方法等を想定して，日頃の訓練などで問題点を解決しておく必要があります．

　全身麻酔下の患者さんは，自分の意志と努力で避難する能力を人為的に奪われた状態にあります．手術スタッフは，患者さんの安全を図るために最大の努力をしなければなりません．

File No. 122

災害と電源設備

私たちは，水や空気と同じように電気を日常生活で意識することはあまりありません．予期しない停電の可能性は脳裏をかすめることがあっても，病院には自家発電装置もあるし，設備課や施設課が対応してくれるはずで，誰かが何とかするだろうと思っていませんか？

*原因がどうであれ，病院が停電となると診療ができなくなります．

医療機器や空調などの設備・機器の大半が電気に依存しているのに非常用電源では一部にしか電気が供給されない，停電の原因や再供給などの情報が入手できない，電気に代わる手段がないなどからです．

非常用電源では一部の設備しか機能しない理由は，あくまで緊急時対応の設備であって，非常用電源の電力容量は通常の半分前後で設計されていることが多く，非常用電源から優先的に電力供給される設備があり使用が制限されるためです．

*非常用に使用する電源は，電気設備技術基準・消防法・建築基準法に基づく設備に優先的に供給されます．

- 電気設備技術基準に定められた保安用電源は，業務の継続や，保安用としての予備電源です．
- 消防法では，消防用設備（消火栓，スプリンクラー，消防排煙設備など）への電源供給が途絶えた場合，これらが適切に動作できるよう，定格負荷で60分以上連続運転できること，発電機の燃料油は2時間以上の容量を持つこと，40秒以内に電圧確立することなどを定めています．
- 建築基準法では，非常用照明などの防災設備に30分以上電源供給できて30分以上連続運転できる容量を持ち，40秒以内に電圧確立することなどが定められています（消防法における非常電源と併用することは可能）．

＊しかも，非常用電源は短時間で停電が回避されることを前提に設計されているので，長時間停電では必要最小限の電力で持ちこたえなければなりません．

　病院では，防災設備，吸排煙設備，通信設備，情報設備，医療ガス設備など診療には直接関与しない部署への電力確保が優先されるため，十分な電力が手術室に供給されるわけではありません．このため，院内で非常用電源が必要とされる医療設備・医療機器を調査して，限られた電力の有効利用を日頃から認識しておかなければなりません．

File No. 123 停電でも使える電源回路

　停電による医用電気機器などの機能停止が医療に重大な支障をきたすおそれがある医用室の電源回路では，その使用目的に応じた非常用電源を適用しなければなりません．

　全身麻酔器，人工呼吸器，人工心肺装置などには，非常用電源が搭載されている機種が多いのですが，全くバックアップ電源がないものもあります．非常用電源も常時充電されているかどうかチェックしておく必要があります．また，フル充電でも劣化によりカタログデータを満たさなくなっている場合もあります．今一度確認しておきましょう．

表

電源	医用電気機器
一般非常電源 （赤）	①生命維持装置のうち，40秒以内に電力供給の回復が必要なもの．（人工呼吸器，人工心肺装置，保育器などがあるが，それぞれの電力供給回復要求時間に合わせて，非常電源を選ぶ必要がある）． ②病院機能を維持するための基本作業に必要な照明． ③その他病院機能を維持するための重要な機器又は設備． 　－医療用冷蔵庫，冷凍庫及び温度の保持が必要な装置 　－滅菌器などの設備 　－通信・情報機器（医療情報，電話，ナースコール，ドクターコール，インターホンなど） 　－警報装置（火災警報設備など） 　－医療ガス供給設備（吸引設備を含む．） 　－自動化装置（X線フィルム自動現像装置，自動科学分析装置など） 　－エレベータ，給排水ポンプ，換気装置など
特別非常電源 （赤）	①生命維持装置のうち，10秒以内に電力供給の回復が必要なもの． ②照明設備のうち，10秒以内に電力供給の回復が必要なもの．
瞬時特別非常電源（赤）※	①生命維持装置のうち，0.5秒以内に電力供給の回復が必要なもの． ②手術灯

（　）：コンセントの色識別．
　※：交流無停電電源装置から供給されるコンセントは緑でもよい．

＊停電では，消費電力の高い空調機などがまず停止し，室内の清潔環境の維持が困難になります．

　予期しない停電では，電力復帰が何時になるかわかりませんし，院内の非常電源からの電力供給時間も院内他部署での消費量により大きく左右されます．手術の継続・中止などの判断によっては，新たな手術資器材の準備が必要となります．

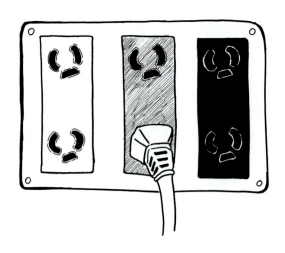

File No. 124 テーブルタップ

手術室では壁コンセントの数が少ないことと，使用する機器が手術室の中央に位置することが多いため，多くの施設ではテーブルタップが使用されています．

＊どのようなテーブルタップをお使いですか？

3P のテーブルタップであれば問題ないということで，OA 用の 3P テーブルタップを使われていることが多いと思います．

3P なのでアースの接続はされており，これで構わないように思われますが，OA 用 3P テーブルタップはあくまで一般環境用です．JIS 規格によると，"医用電気機器と周波数 50 Hz または 60 Hz の交流 100 V の電路との接続に使用する医用差込接続器について規定する."とあります（JIS T 1021: 2008）．これには，保持力，耐異常引抜性，温度上昇，接地極接触抵抗，開閉，絶縁抵抗，耐電圧，耐過電流，耐熱性，コード引止部強度，衝撃強度などなど事細かく規定されています．これは，手術室などの医療環境での使用にあたり，安全性が最優先されるからです．

＊特に，手術室では輸液や体液などの液体が手術台周辺のテーブルタップに飛散することもあります．

プラグ差込口に液体が垂れ落ちると短絡事故（いわゆるショート）が発生し，電源がシャットダウンしてしまい，安全な手術に支障をきたすことになります．液体が差込口に入りにくいよう差込口を横にして，さらに差込口周囲にひさしをつけた病院用タップがあります．さらに，コードの色を，標準の白以外に非常用電源コンセントの色に合わせて，赤や緑にしたものもあります．

多くのスタッフが気にも留めない，あって当たり前の器具の一つですが，このようなところにまで気配りがなされているのです．

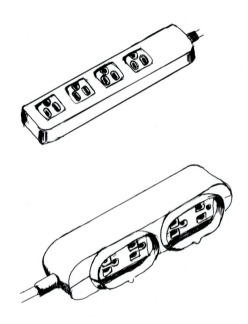

File No. 125

コンセントがたくさん！
過電流警報システム

"**た**こ足配線"って，耳にしたことありますよね？　えっ，手術室はテーブルタップだらけですって？　手術装置の電源スイッチを入れた途端，他の装置まで使えなくなったり，部屋全体が停電したりすることになりますよ．

*そもそも，手術室全体の電流値許容量はご存知ですか？

　メインブレーカーの電流値許容量は，各回路のブレーカー（分岐ブレーカー）が収まったアイソレーションユニット内を見ることでその合計値が分かりますので，一度覗いてみてください．

　手術室内のコンセントからの電気は，メインの回路から複数の回路に分岐して供給されています．1回路には，20Aまで流れるようになっていて，例えば3回路の場合，20A*3で60Aとなります．しかし，メインの総量は50Aなので，それ以上使用すると，ブレーカーが落ちて停電騒ぎになるわけです．

*手術室ではそういう状況にならないために，"過電流警報装置"が設置されています．

　それぞれのコンセント付近にはその回路の警報装置と，アイソレーションユニットにはメインの警報装置があり，コンセント回路で決められた電流値を超えるとブレーカーが作動して電源が遮断することを知らせます．いきなりアラームとともに停電では乱暴すぎますので，電気容量の10～79％の範囲では安全ゾーンで緑色点灯，80％以上になると注意信号として黄色が点灯し，100％以上になると赤色のランプが点灯して警報ブザーが鳴ります．

　要するに，各回路で使用している機器の電気容量の総計が，メインの回路から供給される電流以上にならないように注意が必要です．

File No. 126 コンセントの取り付け位置

さんの手術室のコンセントはどのように取り付けられていますか？

"何を今さら"だとか"それがどうしたの"とかの声が聞こえてきそうです．

多くの手術室のコンセントは，導電極が上で接地極が下になっていると思います．しかしこのような状態では，もしもコンセントにプラグが差し込まれている状態で，コンセントとプラグのわずかな隙間に金属片（たとえばクリップとか注射針など）が落ちてきて挟まると，短絡事故につながりかねません．

しかし，これを上下逆にしておくと，プラグの接地極のピンがガードして，導電極間の短絡が防止されます．

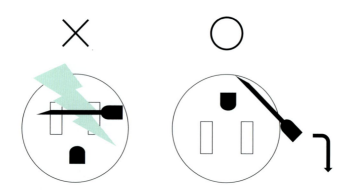

File No. 127 医用電気機器の安全性

生命維持装置だけではなく，手術そのものにも使用されている多くの機器は，電気なしでは使えません．それらは，患者に直接・間接的に接します．私たちは，毎日電気製品を使用していますが，直接手に触れても何も感じません．しかし，製品に不具合が生じて漏電していると，"ピリッ"と感じることがあります．

＊このようなことが手術中に使っている機器に生じると，患者さんに悪影響を及ぼすことになります．

　私たちの体は電気を通しやすく，微弱な電流でも感電します．感電によって人体に障害が及ぶことを"電撃"といいます．商用交流がわずか1 mA体に流れるだけでも感電してしまいます．電流による生体への影響は表の通りで，場合によっては致命的な結果をもたらすことになりますので，医用電気機器は漏れ電流に対して厳しく設計製造するよう指示されています．電気屋さんで売っている電気製品にはそのような対策がされていませんので，安易な手術室内への持ち込みは危険です．

表

電撃の種類	電流	生体の反応
マクロショック （人体表面に流入する電流による電撃）	>6 A	心筋持続収縮，一過性呼吸停止，熱傷
	100 mA～3 A	心室細動
	50 mA	疼痛，意識消失，疲労感
	10～20 mA	筋肉の持続収縮で行動の自由を失う（離脱電流）
	5 mA	最大耐性電流
	1 mA	ビリビリ感じ始める（最小感知電流）
ミクロショック （心臓に直接流入する電流による電撃）	0.1 mA	体内留置カテーテルなどから心臓に直接流れる電流で心室細動を誘発

> **メモ**
>
> 　医用電気機器は医療機器の一部です．
>
> 　"医用電気機器（ME機器）とは，装着部を持つか，患者との間でエネルギーを授受するか，又は患者に与えるか若しくは患者のエネルギーを検出する機能を有し，①患者の診断，治療又は監視，②疾病，負傷又は障害の補助若しくは緩和することを意図した機器"とJIS T 0601-1：2012に定義されています．

医用電気機器の安全規格

File No. 128

　術室で使われている機器類，いわゆる医用電気機器（以下，ME機器）を安全に使うためには，電気の供給系の安全対策と使用する機器の安全対策が必要なことはいうまでもありません．

　使用する機器の安全対策として，漏電による電撃の防止対策が必須です．通常の電気機器には，基礎絶縁（電源と人体が触れる部分とを切り離すこと）が保護手段として装備されています．しかし，いつ不具合を生じるかわかりませんので，ME機器では，追加的保護手段として保護接地，補強絶縁，内部電源などの装備が義務付けられ，その使用用途に応じた保護手段により二重の安全手段が講じられています．

＊クラス分類

クラス分類	保護手段	追加保護手段	備考
クラスⅠ機器	基礎絶縁	保護接地	・医用3Pプラグ（万一漏電しても，漏れ電流が患者や操作者に流れない）． ・医用3Pコンセントの設置．
クラスⅡ機器	基礎絶縁	補強絶縁	・電源部が二重絶縁されており，アースをつけていなくても安全に使用できる．電源プラグは2Pプラグでも可． ・往診用機器や一般家庭での使用機器．
内部電源機器	基礎絶縁	内部電源	・内部電源搭載． ・電源アダプタ等を接続する場合は，クラスⅠ・Ⅱと同等．

＊形別分類

　使用するME機器は，患者と直接接触，心臓に直結，複数同時使用などによりその対策として漏れ電流の許容度が異なります．そのため，漏れ電流・適用部位・外部からの電流流入保護などにより，装着する部位による形別分類がされています．

分類	図記号	患者漏れ電流（正常状態）	適用部位	外部からの電流流入保護	備考
B形	🚶	0.1 mA	体表のみ	保護なし	・単独使用. ・患者に接続しない機器も適用.
BF形	🚶	0.1 mA	体表のみ	フローティング	・複数同時使用を想定し，他の機器からの漏れ電流が流れ込まないように保護されている（機器の間の患者が感電しないような設計）.
CF形	♥	0.01 mA	心臓直接適用	フローティング	・心臓直接適用（機器のセンサやリード線が直接心臓内に挿入される機器）.

メモ

なお，下記のように，図記号を挟み込む印がついた機器は，耐除細動形です．

File No. 129 トラッキング現象

手術室内は，空調装置でほこりもなくクリーンであることは皆さんご存知の通りです．しかし，天井から吹き出す空気はどこに向かうかというと，部屋の隅や壁の下面の排気口から排出されます．排気口のフィルターを見ると結構ほこりが詰まっているのがわかります．

＊さて，そのほこりが，手術部位感染の原因となる以外に悪さをすることをご存知ですか？

　数年前，有床診療所火災で多くの人が犠牲となりました．原因は医療用機器のトラッキング火災だと言われています．
　コンセントやテーブルタップに長期間電源とプラグを差し込んでいると，コンセントとプラグとの隙間に徐々にほこりが溜まり，そこに湿気が加わると絶縁状態が悪くなり，プラグ両極間で火花放電が繰り返されます．そのとき発生する熱でコンセントに接する絶縁部が加熱され，プラグ両極間に「トラック」と呼ばれる電気の道ができて，やがてはそこから放電を起こして発火する．これがトラッキング現象です．

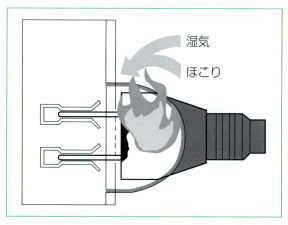

〔中部電力ホームページ〕

＊手術室内の医療機器は，手術終了時に清掃のため多くは電源プラグを抜いて移動するので，ほこりがたまることはないので大丈夫，と言い切れますか？

　医療情報用のIT端末は動かさず，そのままです（私たちの手術室だけ？）．端末機の裏側には知らず知らずの内にほこりがたまっており，トラッキング火災の原因となりますので定期的な掃除が必要です．

File No. 130 窓のない部屋

　「手術室は，閉鎖的な場所だから息がつまっちゃいそう…」と，毎日何回か思うことがありませんか？　密室のような物理的空間のせいだけではなく，緊張や疲労で気分転換を必要としている時に，ふと窓から外の景色が見えたらいいのに….

＊でも，ちょっと待ってください．
　窓は部屋の採光のために設けられますが，時間や季節により屋外の光は異なります．また，昼間でも急に雲がかかって暗くなったり，逆に暗かったのが急に明るくなったりします．無影灯のおかげで手術野は一定の明るさですが，室内のそれ以外の所が屋外の光で明るさが左右されると，術野から器械台に目を移した時に暗順応に時間を要することもあり，手術の進行に支障をきたします．もちろん，窓を開けたりなんて滅相もないことで，清潔環境が台無しです．

＊手術室は，"温湿度調整を必要とする作業を行う作業室"で，採光のための開口部を設けることを要しない居室であると建築基準法（昭和二五年法律第二〇一号第二八条第一項ただし書）に規定されています．
　無影灯で照らされている術野外の周辺が暗いと作業中の手元との間に明暗差が生じ，微細な操作が難しくなります．

＊さらに，若いスタッフは気にならないかもしれませんが，暗いと年齢とともに周囲とのコントラスト（明度の差）の違いを見分けることが難しくなります．
　また，明るさとは関係ありませんが，両眼の水平視野は180度ですが，年齢を重ねるに従って狭くなっていきますし，動体視力も低下してきます．安全な手術ができるように環境設備面からのサポートが大切です．

つまり，無影灯と全般照明との照度バランスに注意が必要で，手術室全体の照度を 750～1,500 lx 程度の明るさにした上で無影灯を設置することで，手術スタッフの目の疲労を軽減して作業効率を高め，精神的ストレスをやわらげているのです．

　お前はわれわれの幾何學ではないのか？
　窓よ，われわれの大きな人生を
　雜作もなく區限（くぎ）つてゐる
　いとも簡單な圖形．
　　　　　（ライネル・マリア・リルケ「窓」，堀辰雄訳）

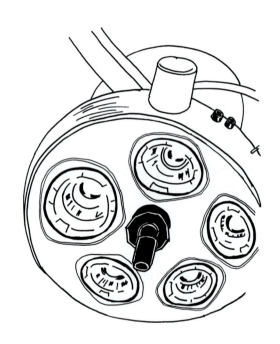

File No. 131　アラーム音が頭から離れない　アラーム疲労

　アラームは患者さんをモニターする上で非常に重要なものですが，このアラームが多すぎると，「アラーム疲労」といってアラームに鈍感になってしまうことがあります．一般的に，6種類以上のアラームの聞き分けは難しいといわれているにも関わらず，2011年の平均的なICUのアラームは40種類以上にもなっています．これがスタッフの負担となり，ミスに繋がります．スタッフの睡眠不足・免疫力低下・機械の操作ミス・コミュニケーションエラーなどから，治療ミスや患者の満足度低下をもたらします．

＊重症治療室などでは，毎日患者一人当たり150～400回以上のアラームがなりわたり，アラームの85～99%は，臨床的に問題となるものではないと言われています．

　不要なアラームが鳴りわたっている状況では，スタッフは"大丈夫"という自己判断し，本当に危険な状況にもかかわらず，危険な状況だと判断しない"警報鈍麻"状態となります．さらに，アラーム音量を小さくしたり，アラームを停止したり，アラームの設定を変えたりする結果，深刻で致命的な結果をもたらしかねません．

　アラーム疲労に対するアンケートでは，83%がアラームの鳴る回数が多いと「疲れる」・「対応に追われる」とストレスを感じていました．「信用できなくなる」「気にならなくなる」も16%あり，注意力が散漫になっている様子がうかがえます．

＊では，どうすれば余分なアラームを減らすことができるのでしょうか？

- 患者に電極を取り付けるときは，清拭して皮膚の汚れを取り除いてから貼ります．アルコールは乾燥してしまい効果的ではなさそうです．ICUなどでは，毎日電極を張る場所を変えましょう．これだ

けで，アラームが半減します．SpO$_2$モニターのプローブは単回使用にしましょう．再利用では，固定用テープの粘着力が弱くなり，適切に皮膚に付かなくなるからです．
- 患者ごとにアラームの設定を変えましょう．例えば，心拍数の上限を120から130bpmに設定し直すことで，5%のアラームを減らせます．SpO$_2$モニターの下限を90から88%にすると45%のアラームが減ります．また，患者に応じた適切な設定ができるように，モニターシステムやアラームに関するスタッフの教育も重要です．
- 清拭や体位変換など，患者のケア中のアラーム停止で，20%のアラームを減ります．
- 臨床徴候に合わせたアラーム設定も有用かもしれません．例えば，心房細動ではリズムが不整なので，不整脈アラーム機能のあるモニターでは，心房細動の不整脈アラームを"off"にします．
- 柔らかくて親しみやすいアラームの音でストレスが軽減されるようです．

　アラームは文字通り"警報"で，スタッフに代わって監視してくれるわけですから，うるさいから"off"にすることは本末転倒です．個々の患者により安全域が異なるため，個別の設定により不要なアラーム音を減らすことができます．
　みなさん，静かな職場でアラーム疲労を防ぎましょう！

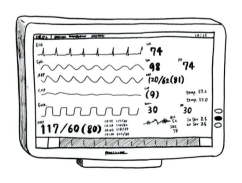

File No. 132 あの先生，ちょっとおかしい？？

薬物濫用（乱用）とは，医薬品などを医療目的以外に自己使用することで，麻薬などの規制薬物を不正使用するのは，一回でも濫用に当たります．規制薬物の濫用を継続すると，摂取中止による離脱症状が生じる（身体的依存）ためだけでなく，脳内の神経回路が変化し（精神的依存），やめられなくなります．これが薬物依存で，病気であり治療の対象です．

　手術室勤務者，特に麻酔科医が濫用する可能性のある薬はフェンタニルなどのオピオイドに加え，プロポフォール，ケタミン，チオペンタール，リドカイン，揮発性吸入麻酔薬，亜酸化窒素などがあります．麻酔科医は，日常的に大量のフェンタニルに接することができ，しかもそれを一人で取り扱う機会が多く，持ち出しもしやすいのです．

　注射による濫用は，経口薬に比べて急速に耐性を生じるので，効果持続時間が比較的短いフェンタニルは特に危険で，数か月以内に依存症になると言われます．以下フェンタニルを中心に述べます．

＊まず，どのような人が濫用に陥りやすいのでしょうか．
　元々抱えている精神的な問題に対しその治療薬剤を自己調節している医師や，卒後5年以内の麻酔科医は濫用の危険が高いという報告があります．濫用のきっかけは，不眠，ストレス，興味本位などが考えられます．

　濫用や依存症を疑うサインを表に示します．一見真面目で熱心と受け取られる行動が，麻薬を手に入れるためであったりするのです．しかし，周囲には全く気付かれず，本人が濫用の結果死亡したり，他の事故を起こしたりして初めて発見される例も少なくありません．薬物濫用者はいったん依存症になると，あらゆる手段で監視の目をかいくぐり薬物を手に入れようとするのです．薬物依存の危険性を合理的に判断することがもはやできなくなる一方で，実に巧妙に薬物を手に入れようとします．

表 麻薬濫用を疑うサイン

- 麻薬処方量が増える
- 処方量の割に患者が痛がる
- 麻薬の投与を自分だけでしようとする
- 一人で麻酔することを好み，申し出られた休憩交代は断る
- 自分からはトイレ交代の要求をよくする
- 症例の合間によく所在不明になる
- 気分の変化が激しい（多幸感〜うつ状態）
- 注射痕を隠すためなどに長袖を愛用
- 他の人の麻酔を進んで交代しようとする
- 緊急手術でも，大量の麻薬を用いる心臓外科手術の麻酔を好む
- 時間外も遅くまで病院に残っている

患者さんに投与すべきフェンタニルの入った注射器を，生食水と入れ替えて持ち出すこともあります．患者さんの疼痛反応を隠すために，そっと吸入麻酔やβブロッカーを併用したりします．患者さんにとっては，手術中の麻酔科医の注意力低下による危険に加え，本来与えられるべき鎮痛薬が少なく痛みが増すという許されない事態です．

＊濫用者は，「自分だけは大丈夫」「自分のことは自分でコントロールできている」という認識でいるため，濫用を認め自ら助けを求めてくることは，残念ながらまずありません．

薬物依存そのものは病気であり治療の対象ですが，麻薬の場合は違法行為でもあります．麻薬及び向精神薬取締法に抵触しますし，私的使用のために薬物を病院から盗む，すなわち窃盗罪にもあたるため刑事罰の対象になります．また医道審議会により医業停止などの行政処分も受けるので，医師として働くのが困難になります．治療の後も，再び麻酔科に復職するのは濫用の再発率が高いため難しいと考えるのが一般的です．なにより，日本では，薬物濫用に陥った医師を治療し回復させ復職させる体制は，米国に比べ不十分であるのも大きな問題です．

薬物濫用のきっかけを作らないために，薬物管理を厳格化し，一人で

処理することのないようにするために相互監視が必要かもしれません．それでも残薬などの麻薬の含有量を日常的に測定できる施設は殆どないでしょう．医師全員の抜き打ち尿検査をするようにした結果，濫用が無くなったという米国での報告もありますが，まだ一般的ではありません．

＊実際に薬物濫用を疑った場合どうしたらいいのでしょうか．

　デリケートな問題ですが，見て見ないふりをせず，麻酔科の責任者にきちんと伝えることが必要です．同僚を薬物濫用により失わないためには，同僚を疑いの目で見なければいけないというのは，悲しいことですが，これが厳しい現実です．米国で，薬物濫用の危険性に関する講義を増やしても濫用発生率は減らせませんでしたが，それでも教育が非常に重要であることは言うまでもありません．薬物依存は，ほんの少量をきっかけにして生じること，治療しても薬物濫用は再発の危険性が高いこと，医療者としての人生が破滅し得ることなどを繰り返し教育し，濫用を未然に防ぐしかありません．さらに，このような教育や薬物管理の徹底に加えて，職場の身体的・精神的環境を改善し，スタッフを孤立させないことや，追い詰めないようにすることも大切です．

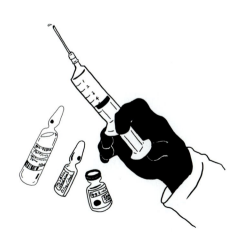

File No. 133

ファントムバイブレーションシンドローム（幻覚振動症候群）

携帯電話は，現代人にはあたりまえのものになりました．医療の現場でも必須のものとなり，業務用の携帯電話やPHSなどを使用している人も多いでしょう．

皆さんは，バイブレーション機能をオンにして携帯電話を使用しているときに，振動したと思って確認してみたら本当は着信なんてなかった，手術中なのでポケットに入れていないはずなのに振動している感じがした…，などという経験をしたことはありませんか．

＊**実際には振動していない時に振動を感じるという錯覚は，ファントムバイブレーションと呼ばれています．**

　ファントムバイブレーションとは，脳が実際に存在していない感覚を知覚する触覚の幻覚です．携帯電話を使用しているうちに脳がその振動を学習して，振動に過敏になった結果，衣服のこすれや筋収縮などを脳が振動と勘違いしてしまうことによって生じると考えられています．

　一般にも広く経験されている錯覚なのですが，米国の大学病院の医療スタッフにアンケート調査をしたところ，回答者の7割にファントムバイブレーションの経験があったそうです．その中でも，医学生・病棟医（特に研修医），マナーモードにする頻度の多い人，胸ポケットに入れて持ち歩く人に経験が多い傾向がありました．より緊急性の高い呼び出しを受ける人はファントムバイブレーションを生じやすく，常に電話が鳴っているように感じて何度も繰り返して着信を確認してしまうようです．

　一方，経験者の9割に当たる人々は，ファントムバイブレーションについて気にならなくて，4割はそのまま放置しているようでした．

＊**ファントムバイブレーションをなくす試みとして**

　①バイブレーションモードをオフすること，②身に着ける場所を変え

ること，③デバイスを変えることなどがあり，その大半が成功していて，この順に成功率が高かったそうです．この錯覚に悩まされている方は，試してみる価値があるかもしれません．

　とはいっても，全員が改善するわけでは無く，大変なストレスを感じていると回答した人がわずかながらも存在しています．

　現代病ともいえるファントムバイブレーションシンドロームですが，ますます研究が進み，詳しい原因や効果的な治療法が明らかにされていくことが期待されます．

索引

6R ……………… 131
ABC 消火器 ……… 240
Aδ 線維 …………… 199
ASA 手術室火災の対応
　ガイドライン …… 241
B 型肝炎ウイルス … 184
BIS モニター …… 91, 92
BLS ………………… 115
C 線維 ……………… 199
CVCI ……………… 160
DAM カート ……… 160
DAS ……………… 204
fool proof ………… 146
HELLP 症候群 …… 158
icecream headache … 150
IgE 抗体 …………… 113
Mallampati 分類 … 157
McGrath Mac® …… 109
ME 機器 …………… 255
MRSA ………………49
N95 マスク　40, 42, 185
P-450 ………………88
PAHs ………………88
PHS …………………83
PONV（postoperative
　nausea and vomiting）
　……………………88
PPE …………………36
primary survey …… 96
PTSD ………………90
RACE ……………… 243
RSI ………… 96, 115
SAL（sterility assurance
　level）………………68
SAMPLE …… 96, 157
SBAR ………………11
secondary survey ……96
SSI　　44, 45, 48,
　………50, 52, 56, 224
TACO ……… 167, 170
TRALI ……… 167, 170
TUR ……………… 186
wind-up 現象 ……… 200

あ

悪性高熱症………… 151
悪性高熱症素因者… 155
悪性高熱症の診断基準
　………………… 153
アセトアルデヒド
　脱水素酵素……… 120
アドレナリン……… 114
アナフィラキシー… 113
アプロチニン……… 174
アラーム疲労……… 261
アルコール（製剤）
　……………25, 29, 54
アルコール消毒…… 120
アルコール脱水素酵素
　………………… 120
アルコール配合手指
　消毒薬………………51
アルコール綿…………54
アンダーシャツ………32

い

異型適合血輸血………96
イソプロパノール……54
一次線溶　　　　 104
一般廃棄物 ……… 226

遺伝子診断………… 156
遺物遺残…………… 212
医薬品 …………… 129
医用電気機器　253, 255
医用レーザー……… 237
医療ガス………………98
医療廃棄物…… 227, 231
員数チェック……… 212

う

ウォッシャーステリ
　ライザー……………77

え

エアウェイスコープ®
　………………… 109
エアロゾル………… 184
エイズウイルス…… 184
腋窩神経…………… 191
液状フィブリン接着剤
　………………… 174
液体防護性……………38
エピペン® ………… 114
エフェドリン……… 118
塩化ベンザルコニウム
　………………………53

お

黄色ブドウ球菌………25
オキシトシン……… 163
悪心・嘔吐……………88
オピオイド………… 208
音楽…………… 79, 80

か

ガーゼ遺残……………212
ガーゼカウント……213
開口筋………………107
開口障害……………107
外側大腿皮神経……193
会話……………………79
化学的インジケータ…73
化学的止血…………173
化学的消毒法…………70
化学熱傷…58, 196, 211
化学滅菌剤……………71
顎関節症……………108
確定的影響……………64
角膜損傷……………206
確率的影響……………64
火災…………………234
過酢酸……………66, 71
過酸化水素ガス
　プラズマ滅菌………71
ガスサンプリング
　チューブ…………205
過電流警報装置……251
加熱止血……………172
可燃性消毒薬………237
下部食道括約筋……157
芽胞……………………66
カリウム製剤………134
患者確認………………20
患者の移動…………218
関節円板……………107
感染…………………122
感染性廃棄物…226, 228
灌流液………………186

き

機械的止血…………172
気管チューブイントロ
　デューサー………205
器具消毒………………70

基礎絶縁……………255
揮発性吸入麻酔薬…151
気腹法………………147
吸引……………………98
吸気抵抗………………39
仰臥位低血圧症候群 161
鏡視下手術…………149
局所止血剤…………174
禁煙……………………48
緊急帝王切開………157
筋皮神経……………191

く

クイクセルバッジ……64
空気排除工程…………77
駆血圧………………195
グラム陰性桿菌…25, 72
グリッターバグ®……31
クリティカル器具……71
グルカゴン…………114
グルタラール（製剤）
　………………………66, 71
グレードA …………160
クローズドロック…108
クロストリジウム・
　デフィシル…………25
クロルヘキシジン
　（グルコン酸）…52, 66

け

頸椎保護………………97
頸動脈のアテローム
　性動脈硬化………223
経尿道的手術………186
結核菌…………………66
血漿カリウム濃度…134
ケミカル・メディ
　エーター…………113
煙……………………184
ゲルパッド…………211
権威勾配………………14

こ

腱膜過形成症………107

コアリング…………127
高周波電流…………178
高周波分流……178, 181
高水準消毒………66, 71
喉頭鏡………………111
高度持続徐脈………159
高濃度酸素…………237
鉤引き………………222
抗プラスミン作用…104
硬膜外麻酔…………141
硬膜穿刺……………143
硬膜穿刺後頭痛……143
ゴーグル…………34, 36
コードブルー………115
小型蒸気滅菌装置……77
呼吸抑制……………208
個人防護具……………36
ゴミ…………………226
ゴミの量……………228
コミュニケーション
　……………………8, 10, 15
コミュニケーション
　エラー……………8, 10
コミュニケーション
　スキル………………10
コラーゲン（製剤）175
コンセント…………252

さ

サージカルN95
　レスピレーター……40
サージカルマスク 38, 40
再灌流………………197
臍帯脱出………158, 159
坐骨神経………188, 193
サポーティング
　ストッキング……223
酸化セルロース……175

産業廃棄物……………226
散乱放射線……………64

し

次亜塩素酸ナトリウム
　………………66, 71
シアノアクリレート
　モノマー……………202
シアン化合物…………184
シート状フィブリン
　接着剤………………174
子宮左方移動…………161
子宮収縮薬……………163
子宮内胎児死亡………158
子宮破裂…………158, 159
シクロオキシゲナーゼ
　………………………118
止血……………………172
自己血パッチ…………144
システムエラー…………14
実効線量…………………64
シバリング……………139
社会的手抜き……………16
尺骨神経…………188, 190
シャワー浴………………48
重症アレルギー反応…167
重症早期胎盤剥離……159
重症妊娠高血圧腎症…158
シューズカバー…………49
ジュール熱……………181
手指衛生……………24, 25
手指消毒…………………70
手術室火災……………236
手術室の環境衛生………47
手術時手洗い……………50
手術中断…………………83
手術部位感染…44, 48, 50
手術部位火災……236, 238
手術用手袋………………56
術後鎮痛………………208
術前外来…………………84

術中覚醒…………90, 92
常位胎盤早期剥離……158
消火器……………239, 240
消毒…………………54, 70
消毒薬……………122, 125
消毒用エタノール 54, 66
照度バランス…………260
静脈炎…………………125
静脈還流不全…………223
静脈穿刺後疼痛症候群
　………………………123
静脈輸液路……………122
静脈路確保………………54
職業被ばく………………64
褥瘡……………………210
除毛………………………46
除毛クリーム……………48
神経障害………………196
神経障害性疼痛………123
神経損傷………………124
心室細動………………134
迅速導入…………………96
心的外傷後ストレス障害
　…………………………90
深部切開創 SSI…………44
診療報酬…………………6

す

推奨重量制限…………221
睡眠時無呼吸…………208
スキサメトニウム……151
スクラブ（法）32, 50, 51
擦り込み…………………25

せ

正中神経………………191
生物学的インジケータ
　…………………………73
赤外線…………………138
切開創管理………………47
石けん……………25, 27

接触蕁麻疹……………120
接触皮膚炎………………58
説明………………………84
セミクリティカル器具
　………………………71, 111
ゼラチン吸収性
　スポンジ……………175
洗浄滅菌装置……………77
前置血管破裂…………159
前置胎盤………………164
前負荷…………………197
線溶亢進………………104

そ

騒音………………………78
騒音性難聴………………78
臓器／体腔 SSI…………44
即時型（Ⅰ型）
　アレルギー反応……113
咀嚼筋腱………………107

た

体位……………………141
体液曝露…………………63
体温………………139, 153
体温計…………………137
体温低下………………198
対極板……180, 181, 183
対極板接触状態監視
　システム……………183
胎児遷延徐脈…………158
大動静脈圧迫…………161
体内の火災……………238
体表の火災……………238
タイムアウト……………22
代用血漿剤……………102
卓上型蒸気滅菌装置……77
立ち仕事………………223
タニケット……195, 201
タニケットペイン……199
炭酸ガスレーザー……184

ダントロレン… 152, 155

ち
致死速度……………68
チューインガム………60
中央滅菌室……………75
中水準消毒……………66
中枢温………………139
腸間膜牽引症候群… 118
腸球菌…………………25
超緊急帝王切開術… 159

つ
吊り上げ法………… 147

て
手洗い…………………24
手洗いの効果…………31
手洗い用水……………50
低血圧………………198
低周波電流…………179
低水準消毒……… 66, 72
停電…………………247
テーブルタップ……249
デブリーフィング… 116
電気クリッパー………48
電気ショック………178
電気メス… 177, 183, 236
電撃…………………178
電源設備……………245
電子体温計…………137
電流密度……………177

と
橈骨神経……………190
橈側皮静脈…………123
トラッキング現象… 257
トラネキサム酸……104
取り間違い防止対策 129
トルエン……………184
トレンデレンブルグ

体位………………… 206
トロンビン…… 174, 176
鈍縫合針………………61

な
内視鏡光源………… 237
長袖の上着……………32
生ワクチン……………86
ナロキソン………… 209

に
ニコチン………………88
二次線溶…………… 104
二重手袋………………57
ニュートラルゾーン
………………… 61, 62
人間の特性……………12

ね
熱傷………… 177, 181
燃焼性…………………39
粘弾性パッド……… 211

の
ノンクリティカル器具
……………………71

は
ハーゲン・ポアズイユ
の法則…………… 100
排煙装置…………… 185
バイオハザードマーク
………………… 230
ハイポアルコール 52, 58
ハイリスク薬……… 132
抜管………………… 205
パニックオープン
システム………… 235
バリアレベル…………38
針刺し事故……………61
バンコマイシン 46, 117

ハンズフリー
テクニック…………61

ひ
引き継ぎ………………17
非結核性抗酸菌………72
腓骨神経……… 188, 193
ビジオフォーカス® 138
非常時開放システム 235
非常用電源…… 245, 247
非ステロイド系消炎
鎮痛剤…………… 118
微生物ろ過効率………38
ビデオ喉頭鏡……… 109
ヒトパピローマ
ウイルス………… 184
ヒドロキシエチル
スターチ………… 102
ヒドロコルチゾン… 114
避難方法…………… 243
皮膚消毒…………… 224
ヒューマンエラー……14
表層切開創 SSI………44
標本………………… 214
病理標本の取り間違い
………………… 215
微粒子ろ過効率………38
頻拍性不整脈……… 134
ピンホール……………56

ふ
ファントムバイブレー
ションシンドローム
………………… 267
フィットテスト………42
フィブリノゲン…… 174
フェイスシールド 34, 36
フェンタニル……… 263
不活化ワクチン………87
腹腔鏡手術………… 147
副反応…………………86

271

フタラール……… 66, 71
物理的消毒法………… 70
フラッシュ滅菌用装置
　　………………… 77
不良検知回路……… 181
フルネーム………… 21
フルルビプロフェン 119
プレフィルド……… 136
フローティング…… 181
プロスタサイクリン 118
プロパノール……… 121
プロポフォール静注
　症候群………… 94

へ

閉口筋……………… 107
ベンザルコニウム…… 66
ベンゼン…………… 184

ほ

包括評価支払い制度… 6
防災設備…………… 235
房室ブロック……… 134
防曝エプロン……… 223
保菌………………… 46
保菌者……………… 49
保菌スクリーニング… 48
補体系……………… 113
ポビドンヨード
　………… 52, 58, 66
ポリモダール受容器 199
ボルベン®………… 102
ホルマリン………… 216
ホルムアルデヒド
　………………184, 216

ま

マウントボード…… 62
マグネシウム……… 158
マクロショック…… 253
末梢温……………… 139

末梢静脈カテーテル 125
末梢神経障害
　………… 188, 190, 193

み

見えないゴリラ……… 12
ミオグロビン……… 197
ミクロショック…… 253

む

無影灯……………… 259
無菌性保証レベル…… 68

め

メカニカルハザード 227
メチルエルゴメトリン
　………………… 164
メチルプレドニゾロン
　………………… 114
滅菌手袋…………… 49
眼の防護…………… 34

や

薬剤ルート………… 145
薬物依存…………… 264
薬物濫用…………… 263

ゆ

ユーザーシール
　チェック………… 43
遊離ヨウ素………… 58
輸液ライン………… 126
輸血副作用…… 166, 167
癒着胎盤…………… 164

よ

腰痛………………… 223
ヨードホール……… 58
予防接種…………… 86
予防的抗菌薬… 46, 201

ら

ラタネの大声実験…… 16
ラビング（法）… 50, 51
ラベル……………… 214
ランドリーバッグ… 232

り

リアノジン受容体
　…………… 151, 156
リストバンド……… 20
リトドリン………… 158
リフティング
　インデックス…… 221
流水…………… 25, 27
リンゲルマンの綱引き
　実験……………… 16
輪状甲状間膜切開… 204
輪状軟骨圧迫… 97, 106

る

ルアー接続………… 146

れ

レジオネラ………… 72
レゼクトスコープ… 186
レッドネック症候群 117
レッドマン症候群 117
レミフェンタニル… 119

ろ

籠城区画…………… 234
漏電………………… 255
録音………………… 84
ロボットスーツ HAL®
　………………… 219

わ

腕神経叢…………… 191

手術室の安全医学講座

2015年9月1日　第1版第1刷 ©

編　著	横野　諭　YOKONO, Satoshi
発行者	宇山閑文
発行所	株式会社金芳堂
	〒606-8425 京都市左京区鹿ケ谷西寺ノ前町34番地
	振替　01030-1-15605
	電話　075-751-1111（代）
	http://www.kinpodo-pub.co.jp/
印　刷	株式会社サンエムカラー
製　本	株式会社兼文堂

落丁・乱丁本は直接小社へお送りください．お取替え致します．

Printed in Japan
ISBN978-4-7653-1645-3

JCOPY ＜(社)出版者著作権管理機構　委託出版物＞

本書の無断複写は著作権法上での例外を除き禁じられています．複写される場合は，そのつど事前に，(社)出版者著作権管理機構（電話 03-3513-6969，FAX 03-3513-6979，e-mail: info@jcopy.or.jp）の許諾を得てください．

●本書のコピー，スキャン，デジタル化等の無断複製は著作権法上での例外を除き禁じられています．本書を代行業者等の第三者に依頼してスキャンやデジタル化することは，たとえ個人や家庭内の利用でも著作権法違反です．